# 磁共振成像技术：
# 脑 MRI 影像处理与异常分析

李 琬 著

机 械 工 业 出 版 社

磁共振成像由于其高空间时间分辨力、多参数对比度、无电离辐射等优点，已成为当今世界医学诊断领域的主要成像手段之一，广泛应用于临床的疾病诊断及治疗等相关技术的可视化引导和研究领域。

本书以多模态脑磁共振成像为核心，全面阐述了其成像原理、影像处理和分析方法，以及用于脑疾病识别的分类算法，同时提供大量已报道的经典文献案例，给读者带来脑磁共振成像技术及其应用的综合讲解。本书的特色是提供一条了解多模态脑磁共振成像原理和分析方法的便捷通道，以使读者能够在较短的时间内获得较为全面的多模态脑磁共振成像的研究基础和研究方法，并提供一定的研究思路。

本书可为刚开始接触或有意向从事脑磁共振成像数据分析的学生和研究人员提供参考。

## 图书在版编目（CIP）数据

磁共振成像技术：脑 MRI 影像处理与异常分析/李琬著 . —北京：机械工业出版社，2023.9（2024.8 重印）

ISBN 978-7-111-73441-3

Ⅰ.①磁… Ⅱ.①李… Ⅲ.①脑病-核磁共振成像-研究 Ⅳ.①R816.1

中国国家版本馆 CIP 数据核字（2023）第 119124 号

机械工业出版社（北京市百万庄大街 22 号 邮政编码 100037）
策划编辑：吕 潇 责任编辑：吕 潇
责任校对：张晓蓉 李 婷 封面设计：马精明
责任印制：常天培
北京机工印刷厂有限公司印刷
2024 年 8 月第 1 版第 2 次印刷
169mm×239mm · 10.5 印张 · 6 插页 · 206 千字
标准书号：ISBN 978-7-111-73441-3
定价：88.00 元

电话服务 网络服务
客服电话：010-88361066 机 工 官 网：www.cmpbook.com
010-88379833 机 工 官 博：weibo.com/cmp1952
010-68326294 金 书 网：www.golden-book.com
**封底无防伪标均为盗版** 机工教育服务网：www.cmpedu.com

# 前　言

本书是一本关于多模态磁共振成像（MRI）原理介绍、多模态磁共振影像处理、分析方法及案例展示的书籍。全书分为 5 章，分别对结构磁共振成像（sMRI）、弥散张量成像（DTI）和功能磁共振成像（fMRI）的成像原理、多模态影像分析方法，并结合正常老化、婴儿期大脑发育、阿尔茨海默病、癫痫和其他认知相关研究的成果等内容进行详细的讲解，最后针对目前主流基于医学影像的分类算法（传统机器学习算法和深度学习算法）介绍脑异常的分类研究现状。本书以多模态磁共振成像数据分析为核心，基于结构磁共振成像、功能磁共振成像和弥散张量成像的不同图像分析方法和相关算法，全面阐述了不同序列磁共振成像数据的处理与统计分析，提供了大量已报道的经典文献案例，给读者带来脑磁共振成像理论和脑图像数据分析上的革新内容。

对于本书的研究成果，首先要感谢北京工业大学环境与生命学部的吴水才教授和杨春兰副教授在作者读书期间给予的指导和教诲，还要感谢众多同学在作者攻读博士学位期间给予的启发与激励。更要感谢北京工商大学给予的支持，感谢计算机学院李海生教授、蔡强教授、谭励教授、陈红倩教授给予的帮助，感谢同事们的关怀，感谢硕士研究生黄弋航、桑屹林和严雨姿为本书查找资料。

由于相关技术、算法仍处于不断发展的阶段，且作者水平有限，书中难免存在一些不足之处，还望读者批评指正。

李　琬

2023 年 5 月

# 目　录

前言

第1章　引论 ……………………………………………………………… 1

　1.1　现代医学成像技术 ………………………………………………… 1

　　1.1.1　X射线成像技术 ……………………………………………… 1

　　1.1.2　CT成像技术 …………………………………………………… 3

　　1.1.3　磁共振成像技术 ……………………………………………… 5

　　1.1.4　其他成像技术 ………………………………………………… 7

　1.2　常用医学成像技术使用场景 ……………………………………… 9

　　1.2.1　X射线成像技术使用场景 …………………………………… 9

　　1.2.2　CT成像技术使用场景 ………………………………………… 9

　　1.2.3　磁共振成像技术使用场景 …………………………………… 10

　　1.2.4　其他成像技术使用场景 ……………………………………… 10

　1.3　本书章节结构 ……………………………………………………… 11

　1.4　本章小结 …………………………………………………………… 12

　参考文献 ………………………………………………………………… 12

第2章　磁共振成像技术 ………………………………………………… 13

　2.1　技术概述 …………………………………………………………… 13

　　2.1.1　历史发展 ……………………………………………………… 13

　　2.1.2　成像原理 ……………………………………………………… 13

　　2.1.3　系统结构 ……………………………………………………… 18

　2.2　多模态脑磁共振成像 ……………………………………………… 20

　　2.2.1　结构磁共振成像 ……………………………………………… 20

　　2.2.2　功能磁共振成像 ……………………………………………… 21

　　2.2.3　弥散磁共振成像 ……………………………………………… 23

　2.3　脑磁共振成像应用场景 …………………………………………… 25

　2.4　本章小结 …………………………………………………………… 26

　参考文献 ………………………………………………………………… 26

第3章　脑磁共振成像处理方法 ………………………………………… 28

　3.1　多模态脑磁共振成像数据库 ……………………………………… 28

　　3.1.1　ADNI数据集 …………………………………………………… 28

　　3.1.2　OASIS数据集 ………………………………………………… 31

3.2　多模态脑磁共振成像预处理 ·············································· 31
　3.2.1　结构磁共振成像预处理 ············································ 31
　3.2.2　功能磁共振成像预处理 ············································ 32
3.3　多模态脑磁共振成像特征提取 ·············································· 34
　3.3.1　脑形态学特征提取 ··················································· 34
　3.3.2　脑功能特征提取 ······················································ 34
3.4　形态学脑网络构建 ···························································· 40
　3.4.1　基于群组方式构建 ··················································· 40
　3.4.2　基于个体方式构建 ··················································· 41
3.5　功能脑网络和脑连接构建 ··················································· 41
　3.5.1　功能脑网络构建 ······················································ 41
　3.5.2　功能脑连接构建 ······················································ 42
3.6　本章小结 ········································································ 43
参考文献 ·············································································· 43

第4章　基于网络的脑磁共振成像分析方法 ·································· 47
4.1　基于图论的网络分析方法 ··················································· 47
　4.1.1　图论分析方法概述 ··················································· 47
　4.1.2　基于图论的脑网络特征分析 ······································ 47
4.2　应用案例 ········································································ 50
　4.2.1　基于多种形态学特征构建个体形态学脑网络 ················ 50
　4.2.2　基于群组形态学脑网络的正常老化分析 ····················· 64
　4.2.3　基于个体形态学脑网络的阿尔茨海默病分析 ··············· 77
　4.2.4　基于脑功能连接的脑发育与老化研究 ························· 92
4.3　本章小结 ········································································ 103
参考文献 ·············································································· 104

第5章　基于脑磁共振成像分类算法 ············································ 114
5.1　传统机器学习算法 ···························································· 114
　5.1.1　线性回归 ······························································· 115
　5.1.2　支持向量机 ···························································· 116
　5.1.3　随机森林 ······························································· 120
5.2　深度学习算法 ·································································· 122
　5.2.1　卷积神经网络 ························································· 122
　5.2.2　自注意力机制 ························································· 128
　5.2.3　残差网络 ······························································· 130
　5.2.4　Transformer ···························································· 131
　5.2.5　迁移学习 ······························································· 132
　5.2.6　图卷积网络 ···························································· 133

5.3 应用案例 ……………………………………………………………… 135

　5.3.1 基于脑结构磁共振成像的阿尔茨海默病分类研究 …………… 135

　5.3.2 基于脑弥散磁共振成像的阿尔茨海默病分类研究 …………… 145

5.4 本章小结 ……………………………………………………………… 156

参考文献 ………………………………………………………………… 157

# 第 1 章

# 引　　论

## 1.1　现代医学成像技术

随着科学技术的不断进步，医学成像技术也有了长足的发展。医学成像是指医学影像数据的形成过程，也指形成（现代）医学成像的技术或装置。医学成像技术是为了医疗及医学研究，对人体某部分以非侵入方式取得内部器官或组织的形态结构、生理功能和病例状态的成像技术，是为生物组织研究和临床诊断提供影像信息的一门科学。

### 1.1.1　X 射线成像技术

1895 年德国的物理学家 Wihelm Conrad Röntgen 在一只嵌有两个金属电极（阴极和阳极）的真空玻璃管两端电极上加上几万伏的高压电时，发现在距玻璃管两米的地方，一块用铂氰化钡溶液浸洗过的纸板发出明亮的荧光。当用手去拿这块纸板时，竟在纸板上看到手骨的影像。当时伦琴认定：这是一种人眼看不见、但能穿透物体的射线。因当时无法解释它的原理和性质，故借用了数学中代表未知数的"X"作为代号，称之为 X 射线。

X 射线（X-ray）是肉眼看不见的一种射线，但可使某些化合物产生荧光或使照相底片感光；它在电场或磁场中不发生偏转，能发生反射、折射、干涉、衍射等；它具有穿透物质的本领，但对不同物质的穿透能力不同；它能使分子或原子电离；它具有破坏细胞的作用，不同人体组织对于 X 射线的敏感度不同，受损害程度也不同。因此，X 射线能使人体在荧屏上或胶片上形成影像，其基于人体组织有密度和厚度的差别。

由于存在这种差别，当 X 射线透过人体各种不同组织结构时，它被吸收的程度不同，所以到达荧屏或胶片上的 X 射线的量有差异，于是会在荧屏或 X 射线片上形成黑白对比不同的影像。因此，X 射线一被发现就在医疗上显示了其巨大的应用价值，几个星期后，医学家就应用 X 射线准确地显示了人体断骨的位置。随着时间的推移，X 射线成像已经成为现代医疗中不可缺少的技术手段。

X 射线是电磁波谱的一部分，波长范围为 0.01~10nm。其中，波长为 0.1~10nm 的称为软 X 射线，波长为 0.01~0.1nm 的称为硬 X 射线。由于 X 射线的波长短，所以它具有很强的穿透性。X 射线穿过被扫描物体后强度会发生衰减，其强度衰减遵循 Lambert-Beers 定律[1,2]，如图 1-1 和式（1-1）所示。

$$I_0 = e - \int_L \mu(x,y)\,dx \qquad (1-1)$$

其中，$I_0$ 为入射的 X 射线强度；$I_1$ 为出射的 X 射线强度；$x$、$y$ 为 X 射线穿越被扫描物体的衰减系数分布；$L$ 为 X 射线穿越物体的路径长度。

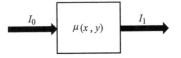

图 1-1　X 射线穿过物体被衰减示意图

对式（1-1）两边取对数，可得：

$$\int_L \mu(x,y)\,dx = \ln \frac{I_0}{I_1} \qquad (1-2)$$

式（1-2）表明，X 射线路径上衰减系数的线积分，乃是 X 射线的入射强度与出射强度之比的对数。X 射线的出射强度是由 X 射线源强度或 X 射线管电压等所决定；X 射线的入射强度，则可由探测器所测量得到。

随着科技的进步，X 射线摄影经历了从最早的摄影干板到胶片/增感屏组合，到目前数字化 X 射线图像的各阶段的发展。20 世纪 60 年代末至 70 年代初以来，随着计算机与微电子技术的飞速发展，席卷全球的数字化技术和计算机网络与通信技术已经对 X 射线影像设备产生广泛而深远的影响。

影像设备的数字化和网络化，以及占医学信息比例最重的医学影像信息资源共享化是大势所趋。1981 年日本富士公司推出数字化 X 射线成像（Computed Radiography，CR）技术，CR 技术采用影像板代替传统的胶片/增感屏来记录 X 射线，再用激光激励影像板，通过专用的读出设备读出影像板存储的数字信号，之后再用计算机进行处理和成像。到 1997 年，又出现了直接数字化 X 射线成像（Direct Radiography，DR）技术，DR 技术的探测器可以迅速将探测到的 X 射线信号直接转化为数字信号输出，而不需要 CR 中的激光扫描和专用的读出设备。

X 射线成像技术在医疗、安检、工业探伤、无损检测等领域中具有举足轻重的地位。传统的 X 射线成像技术采用的是模拟技术，X 射线影像一旦产生，其图像质量就不能再进一步改善，且其信息为模拟量，不便于图像的存储、管理和传输，限制了它的发展。

X 射线图像的数字化不仅可利用各种图像处理技术对图像进行处理，改善图像质量，并能将各种诊断技术所获得的图像同时显示，进行互参互补，增加诊断信息。同时数字化 X 射线图像可利用大容量的磁、光盘存储技术，使临床医学可以更为高效、低耗、省时、省地、省力地观察、存储和回溯，甚至可通过网络将

X 射线图像进行远距离传送，实现遥诊或会诊。

随着计算机与微电子技术的发展，一大批全新的成像技术进入医学领域，如超声、CT（电子计算机断层扫描）、DAS（数据采集系统）、MR（磁共振）、SPECT（单光子发射计算机断层成像技术）和 PET（正电子发射计算机断层成像技术）等。这些技术不仅改变了 X 射线屏幕/胶片成像的传统面貌，而且极大地丰富了形态学诊断信息的领域和层次，提高了形态学的诊断水平，同时实现了诊断信息的数字化。

而在我国的影像设备中，没有实现数字化的常规 X 射线机仍占有相当大的比例。考虑到国情，预计在今后一段时间内，CR、DR 等昂贵的数字 X 射线摄像系统还不能够普及全国所有的医院。

## 1.1.2 CT 成像技术

自 X 射线被发现并应用于医学中后的几十年里，图像重建的数学算法也在不断发展（如 Radon 投影重建法、Bracewell 傅里叶重建算法、Oledendorf 和 KUhl 旋转平移成像等），计算机断层成像（Computed Tomography，CT）技术的思想逐渐成熟，并于 1969 年由 Hounsfield G. N. 设计出第一台 CT 机。1972 年在北美放射学会（RSNA）上正式宣布了 CT 机（当时叫做 EMI 扫描机）的诞生。CT 不同于普通 X 射线成像，它是用 X 射线束对人体层面进行扫描，取得信息，经计算机处理而获得的重建图像，是数字成像而不是模拟成像，它开创了数字成像的先河。CT 所显示的断层解剖图像，其密度分辨力（Density Resolution）明显优于 X 射线图像，使 X 射线成像不能显示的解剖结构及其病变得以显影，从而显著扩大了人体的检查范围，提高了病变检出率和诊断的准确率。CT 作为首先开发的数字成像大大促进了医学影像学的发展，继 CT 之后又开发出磁共振成像（Magnetic Resonance Imaging，MRI）与发射型 CT（Emission CT，ECT）等新的数字成像技术。由于这一贡献，Hounsfield G. N. 获得了 1979 年的诺贝尔生理学或医学奖。

CT 成像的基本原理是用 X 射线束对人体检查部位一定厚度的层面进行扫描，由探测器接收透过该层面的 X 射线，转变为可见光后，由光电转换器将可见光转变为电信号，再经模-数转换器（Analog-Digital Converter，ADC）转为数字信号，输入计算机进行处理。图像形成的处理有如将选定层面分成若干个体积相同的长方体，称其为体素（voxel）。扫描所得信息经计算而获得每个体素的 X 射线吸收系数，也称衰减系数，每个体素 X 射线吸收系数可通过不同的数学方法算出，再将其排列成矩阵，即数字矩阵（Digital Matrix），数字矩阵可存储于磁盘或光盘中。经数-模转换器把数字矩阵中的每个数字转为由黑到白不等灰度的小方块，即像素（pixel），并按矩阵排列，即构成 CT 图像。所以，CT 图像是由一定数目像素组成的灰阶图像，是数字图像，是重建的断层图像。

在 CT 成像中，物体对 X 射线的吸收起主要作用，在一均匀物体中，X 射线的衰减服从指数规律。在 X 射线穿透人体器官或组织时，由于人体器官或组织是由多种物质成分构成的，相应的密度也各不相同，所以各点对 X 射线的吸收系数是不同的。吸收系数是一个物理量，是 CT 影像中每个像素所对应的物质对 X 射线线性平均衰减量大小的表示。将沿着 X 射线束通过的物体分割成许多小单元体（体素），令每个体素的厚度 $L$ 相等。假设 $L$ 足够小，使得每个体素均匀。如果 X 射线的入射强度 $I_0$、透射强度 $I$ 和体素的厚度 $L$ 均为已知，沿着 X 射线通过路径上每个体素的吸收系数之和 $\mu_1 + \mu_2 + \cdots + \mu_n$ 就可计算出来，每个体素的吸收系数 $\mu_i$ 为常值。因此，为了建立 CT 图像，必须先求出每个体素的吸收系数 $\mu_1$、$\mu_2$、$\cdots$、$\mu_n$。为求出 $n$ 个吸收系数，需要建立 $n$ 个或 $n$ 个以上的独立方程。因此，CT 成像装置要从不同方向上进行多次扫描，来获取足够的数据以建立求解吸收系数的方程。实际应用中，均以水的衰减系数为基准，故 CT 值被定义为人体被测组织的吸收系数 $\mu_i$ 与水的吸收系数 $\mu_w$ 的相对值，用公式表示为 $1000(\mu_i - \mu_w)/\mu_w$。再将图像面上各像素的 CT 值转换为灰度，就得到图像面上的灰度分布，就是 CT 影像。

总的来说，CT 图像的本质是吸收系数 $\mu$ 成像。通过计算机对获取的投影值进行一定的算法处理，可求解出各个体素的衰减系数值，获得衰减系数值的二维分布（吸收系数矩阵）。再按 CT 值的定义，把各个体素的吸收系数值转换为对应像素的 CT 值，得到 CT 值的二维分布（CT 值矩阵）。然后，图像面上各像素的 CT 值转换为灰度，就得到图像面上的灰度分布，此灰度分布就是 CT 影像。

所以 CT 系统由硬件和软件两部分组成，硬件系统包括 X 射线发生器、滤过器、准直器、探测器和模-数转换器等几个部分，实现数据的产生与收集；软件系统则是由计算机组成，实现图像的重建、后处理与显示。

CT 技术经历了数次变革才发展成为今天的高端医疗仪器。第一代 CT 机采用的是"平移—旋转"的扫描方式，每次平移后旋转1°；第二代 CT 机的改进在于由小角度（3°~30°）扇形 X 射线束替代了直线笔形束，探测器也增加到了几十个，成像时间大大缩短；第三代 CT 机则是改为"旋转—旋转"式扫描，X 射线扇形束角度增大，探测器多达几百个，成像时间显著缩短；第四代 CT 机与第三代相比没有本质区别，只是将探测器增加到布满整个扫描环；第五代 CT 机是在第三代的基础上进行改进的，最大的变化在于 X 射线源改为扫描电子束球管，可以提供更大电流量和更大热容量。

螺旋 CT 是一种以新的数据采集方式命名的新一代 CT。机架旋转的同时扫描床连续运动，实现 Z 轴连续采样成像，通过计算机可以实现三维重建，所以螺旋 CT 也称之为容积扫描 CT，如图 1-2 所示。随后，在此基础上发展出了多层螺旋

CT（Multi Slice CT，MSCT），这里的多层是指球管旋转一圈即可获得多张断层图像，是数据采集系统的功能性参数。从另一个角度来看，根据探测器的排列矩阵尺寸，又可以将其称为多排 CT（Multi Detector CT，MDCT）。

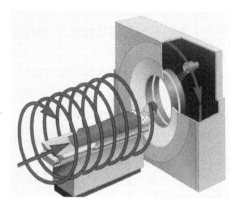

图 1-2　螺旋 CT 示意图

### 1.1.3　磁共振成像技术

核磁共振成像（Nuclear Magnetic Resonance Imaging，NMRI），又称自旋成像（Spin Imaging），也称磁共振成像（Magnetic Resonance Imaging，MRI），是利用核磁共振（Nuclear Magnetic Resonance，NMR）原理，依据所释放的能量在物质内部不同结构环境中不同的衰减，通过外加梯度磁场，检测所发射出的电磁波，即可得知构成这一物体原子核的位置和种类，据此可以绘制出物体内部的结构图像。

因为人体各种组织含有大量的水和碳氢化合物，所以氢核的核磁共振灵活度高、信号强，所以首选氢核作为人体成像元素。并且人体中各种组织间含水比例不同，即含氢核数的多少不同，NMR 信号强度与样品中氢核密度有关，所以 NMR 信号强度有差异，利用这种差异作为特征量，把各种组织分开，这就是氢核密度的 NMRI。人体不同组织之间、正常组织与该组织中的病变部分之间氢核密度和弛豫时间 $T_1$、$T_2$ 三个参数的差异，是 MRI 用于临床诊断最主要的物理基础。

当施加一射频（Radio Frequency，RF）脉冲信号时，氢核能态发生变化，射频过后，氢核返回初始能态，共振产生的电磁波便发射出来。原子核振动的微小差别可以被精确地检测到，经过进一步的计算机处理，即可获得反映组织化学结构组成的三维图像。

将这种技术用于人体内部结构的成像，就产生出一种革命性的医学诊断工具。快速变化的梯度磁场的应用，大大加快了 MRI 的速度，使该技术在临床诊断、科学研究的应用成为现实，极大地推动了医学、神经生理学和认知神经科学的迅速发展。MRI 所获得的图像非常清晰和精细，大大提高了医生的诊断效率，避免了剖胸或剖腹探查诊断的手术。由于 MRI 不使用对人体有害的 X 射线和易引起过敏反应的造影剂，因此对人体没有损害。MRI 可对人体各部位多角度、多平面成像，其分辨力高，能更客观更具体地显示人体内的解剖组织及相邻关系，对病灶能更好地进行定位定性。对全身各系统疾病的诊断，尤其是早期肿瘤的诊断有很大的价值。

早在 1946 年，美国哈佛大学的 Edward Purcell 和斯坦福大学的 Felix Block 领导的两个研究小组发现了物质的 NMR 现象，他们二人于 1952 年被授予诺贝尔物理学奖。NMR 现象被发现以后，很快就形成了一门新的边缘学科——NMR 波谱学。它可以使人们在不破坏样品的情况下，通过 NMR 谱线的区别来确定各种分子结构，这就为临床医学提供了有利条件。1967 年，Jasper Jackson 第一次从活的动物身上测得信号，使 NMR 方法有可能用于人体测量。1971 年，美国纽约州立大学的 R. Damadian 教授利用核磁共振谱仪对鼠的正常组织与癌变组织样品的 NMR 特性进行的研究发现，正常组织与癌变组织中水质子的 $T_1$ 值有明显的不同。1972 年，美国纽约州立大学石溪分校的 Paul C. Lauterbur 第一个做了以水为样本的二维图像，显示了 NMRI 的可能性，即自旋密度成像法。这些实验都使用限定的非均匀磁场，典型办法是使磁场强度沿空间坐标轴作线性变化，以识别从不同空间位置发出的核磁共振信号。1978 年，NMR 的图像质量已达到 CT 成像的初期水平，并在医院中进行人体试验。并最后定名为 MRI。

从 NMR 现象发现到 MRI 技术成熟这几十年期间，有关 NMR 的研究领域曾在三个领域（物理学、化学、生理学或医学）内获得了 6 次诺贝尔奖，足以说明此领域及其衍生技术的重要性。

MRI 从 1982 年起正式应用于临床，在很多方面优于 CT 成像。CT 成像虽解决了人体影像重叠问题，但由于提供的图像仍是组织对 X 射线吸收的空间分布图像，不能够提供人体器官的生理状态信息。当病变组织与周围正常组织的吸收系数相同时，就无法提供有价值的信息。只有当病变发展到器官形态、位置发生了变化，或者器官和自身增大到给人以异常感觉时才能被发现。MRI 除了具备 CT 成像的解剖类型特点，即获得无重叠的质子密度体层图像之外，还可借助 NMR 原理精确地测出原子核弛豫时间 $T_1$ 和 $T_2$，能将人体组织中有关化学结构的信息反映出来。这些信息通过计算机重建出来的图像是成分图像（化学结构像），它能够将同样密度的不同组织和同一组织的不同化学结构通过影像显示表征出来，这就便于区分脑中的灰质与白质，对组织坏死、恶性疾患和退化性疾病的早期诊断效果有极大的优越性，其软组织的对比度也更为精确。

MRI 的主要优点如下：

1）对软组织有很好的分辨力。对膀胱、直肠、子宫、阴道、骨、关节、肌肉等部位的检查优于 CT。

2）各种参数都可以用来成像，多个成像参数能提供丰富的诊断信息，这使得医疗诊断和对人体内代谢和功能的研究更方便、有效。例如肝炎和肝硬化的 $T_1$ 值变大，而肝癌的 $T_1$ 值更大，通过 $T_1$ 加权图像，可区别肝部良性肿瘤与恶性肿瘤。

3）通过调节磁场可自由选择所需剖面。能得到其他成像技术所不能接近或难以接近部位的图像。对于椎间盘和脊髓，可做矢状面、冠状面、横断面成像，可以看到神经根、脊髓和神经节等。不像 CT 只能获取与人体长轴垂直的横断面。

4）对人体没有电离辐射损伤。

5）原则上所有自旋不为零的核元素都可以用以成像，例如氢（H）、碳（C）、氮（N）、磷（P）等。

虽然 MRI 的应用很广，但仍然存在很多不足，以下是 MRI 的主要缺点：

1）和 CT 一样，MRI 也是解剖性影像诊断，很多病变单凭核磁共振检查仍难以确诊，不像内窥镜可同时获得影像和病理两方面的诊断。

2）对肺部的检查不优于 X 射线或 CT，对肝脏、胰腺、肾上腺、前列腺的检查不优于 CT，且费用要高昂得多。

3）对胃肠道的病变不如内窥镜检查。

4）由于强磁场的原因，MRI 对诸如体内有磁金属或起搏器的特殊病人不能适用。

此外，MRI 系统可能对人体造成伤害的因素主要包括以下方面：

1）强静磁场。在有铁磁性物质存在的情况下，不论是埋植在患者体内还是在磁场范围内，都可能是危险因素。

2）随时间变化的梯度场。可在受试者体内诱导产生电场而兴奋神经或肌肉。外周神经兴奋是梯度场安全的上限指标。在足够强度下，可以产生外周神经兴奋（如刺痛或叩击感），甚至引起心脏兴奋或心室振颤。

3）射频场的致热效应。在 MRI 聚焦或测量过程中所用到的大角度射频场发射，其电磁能量在患者组织内转化成热能，使组织温度升高。RF 的致热效应需要进一步探讨，临床扫描仪对于射频能量有所谓"特定吸收率"（Specific Absorption Rate，SAR）的限制。

4）噪声。MRI 运行过程中产生的各种噪声，可能使某些患者的听力受到损伤。

## 1.1.4 其他成像技术

### 1. SPECT

单光子发射计算机断层成像术（Single-Photon Emission Computed Tomography，SPECT）是对从人体内发射的 γ 射线成像。SPECT 的基本成像原理是：首先被试需要摄入含有半衰期适当的放射性同位素药物，在药物到达所需要成像的断层位置后，由于放射性衰变，将从断层处发出 γ 光子，位于外层的 γ 照相机探头的每个灵敏点探测沿一条投影线进来的 γ 光子，通过闪烁体将探测到的高能 γ 射线转化为能量较低但数量很大的光信号，通过光电倍增管将光信号转化为电信号并进行放大，得到的测量值代表人体在该投影线上的放射性之和。在同一条直线上的灵敏点可探测人体同一个断层上的放射性药物，它们的输出被称作该断层的一维投影（projection）。各条投影线都垂直于探测器并互相平行，故称之为平行束，探测器的法线与 $x$ 轴的交角 $\theta$ 称为观测角（view）。$\gamma$ 照相机是二维探测器，安装了平行孔准直器后，可以同时获取多个断层的平行束投影，这就是平片。平片表现不出投影线上各点的前后关系。要想知道人体在纵深方向上的结构，就需要从不同角度进行观测。可以证明，知道了某个断层在所有观测角的一维投影，就能计算出该断层的图像。从投影求解断层图像的过程称作重建。这种断层成像术离不开计算机，所以称作计算机断层成像术。CT 设备的主要功能是获取投影数据和重建断层图像。

### 2. PET

正电子发射型计算机断层显像（Positron Emission Computed Tomography，PET），是核医学领域比较先进的临床检查影像技术。PET 大致方法是，将某种物质，一般是生物生命代谢中必需的物质，如葡萄糖、蛋白质、核酸、脂肪酸，标记上短寿命的放射性核素（如 $^{18}F$、$^{11}C$ 等），注入人体后，通过对于该物质在代谢中的聚集，来反映生命代谢活动的情况，从而达到诊断的目的。目前，临床主要使用的物质是氟代脱氧葡萄糖（Fludeoxyglucose，FDG）。其机制是，人体不同组织的代谢状态不同，在高代谢的恶性肿瘤组织中葡萄糖代谢旺盛，聚集较多，这些特点能通过图像反映出来，从而可对病变进行诊断和分析。

PET 的优势是可在活体上显示生物分子代谢、受体及神经介质活动的新型影像技术，现已广泛用于多种疾病的诊断与鉴别诊断、病情判断、疗效评价、脏器功能研究和新药开发等方面：

1）灵敏度高。PET 是一种反映分子代谢的显像，当疾病早期处于分子水平变化阶段，病变区的形态结构尚未呈现异常，MRI、CT 检查还不能明确诊断时，PET 检查即可发现病灶所在，并可获得三维影像，还能进行定量分析，达到早期诊断，这是其他影像检查所无法比拟的。

2）特异性高。MRI、CT 检查发现脏器有肿瘤时，是良性还是恶性很难做出判断，但 PET 检查可以根据恶性肿瘤高代谢的特点而做出诊断。

3）全身显像。PET 一次性全身显像检查便可获得全身各个区域的图像。

4）安全性好。PET 检查需要的核素有一定的放射性，但所用核素量很少，而且半衰期很短（短的在 12min 左右，长的在 120min 左右），经过物理衰减和生物代谢两方面作用，在受检者体内存留时间很短。一次 PET 全身检查的放射线照射剂量远远小于一个部位的常规 CT 检查，因而安全可靠。

虽然 PET 有以上诸多的优点，但仍存在如下不足：

1）对肿瘤的病理性质的诊断仍有一定局限性，如对于炎症的特异性不好。

2）检查者需要有较丰富的经验，尤其对于不同体形和不同诊断需求的患者采用何种检查体位，注射多少核素等问题有着丰富的积累经验，另外读片者有时候必须同时兼具放射科和核医学科的知识。

　　3）检查费用昂贵，做一次全身 PET 检查需花费一万元左右，不易推广。

# 1.2　常用医学成像技术使用场景

　　　医学成像技术在临床诊断中起着日益重要的作用，它能够给医学影像专家提供最直接的信息，包括人体组织的生理结构、功能状态、组织学结构，以及病理学的决策信息。医学成像技术的发展得益于软件和硬件设备的共同进步，逐渐满足放射专家、物理师、临床医生，以及健康信息管理专家的需求，为他们提供充分的信息，辅助他们进行决策，从而为病人提供更精准的诊断，有利于达到救死扶伤的终极目标。

## 1.2.1　X 射线成像技术使用场景

　　　人体组织结构是由不同元素所组成的，依各种组织单位体积内各元素量总和的大小而有不同的密度。人体组织结构的密度可归纳为三类：属于高密度的有骨组织和钙化灶等；中等密度的有软骨、肌肉、神经、实质器官、结缔组织，以及体内液体等；低密度的有脂肪组织，以及存在于呼吸道、胃肠道、鼻窦和乳突内的气体等。当强度均匀的 X 射线穿透厚度相等的不同密度组织结构时，由于吸收程度不同，在 X 射线片上或荧屏上显出具有黑白（或明暗）对比、层次差异的X 射线影像。如胸部的肋骨密度高，对 X 射线吸收多，照片上呈白影；肺部含气体密度低，X 射线吸收少，照片上呈黑影。

　　　此外，病理变化也可使人体组织密度发生改变。例如，肺结核病变可在原属低密度的肺组织内产生中等密度的纤维性改变和高密度的钙化灶。在胸片上，在肺影的背景上出现代表病变的白影。因此，不同组织密度的病理变化也可产生相应病理的 X 射线影像。

## 1.2.2　CT 成像技术使用场景

　　　CT 与传统 X 射线相比，在图像清晰度、组织密度分辨率上面有了较大提高，临床的应用范围也相应拓宽。

　　　CT 目前是急性颅脑外伤诊断中的首选检查方法；高分辨 CT 对胸部及肺部病变检查也有独到优势，可以作为肺部疾病的首选；对一些微小骨折或者隐匿性骨折，CT 由于断层切面，可以精细显示，而且 CT 对骨皮质，钙化显示良好，可以明确诊断；由于 CT 对钙化敏感，CT 还可以显示小的输尿管结石，胆囊结石等；急腹症也会首选 CT，如怀疑外伤脾破裂，肝挫伤等；CT 由于对骨敏感，可以应用在五官领域，如鼻、内听道等；通过打药引入对比剂，可以进行 CT 血管成像（CTA），可以明确很多血管性疾病等。

因此，CT检查的密度分辨力高，易于发现病变，临床上应用广泛，使用范围几乎涵盖了人体各个系统和解剖部位，其中包括中枢神经系统、头颈部、胸部、心血管系统、腹部盆腔，以及骨骼肌肉系统等疾病。

## 1.2.3 磁共振成像技术使用场景

MRI在医学上的应用主要包括侦测及诊断心脏疾病、脑血管意外及血管疾病；胸腔及腹腔的器官疾病的侦测与诊断；诊断及评价、追踪肿瘤的情况及功能上的障碍。

此外，MRI被广泛运用在与运动相关伤害的诊断上，对近骨骼和骨骼周围的软组织，包括韧带与肌肉，可呈现清晰影像，因此在脊椎及关节问题上，是极具敏感的检查。

并且MRI没有辐射暴露的危险，因此经常被使用在生殖系统、乳房、骨盆及膀胱病的侦测及诊断上。

## 1.2.4 其他成像技术使用场景

### 1. SPECT

由于SPECT的成像不够清晰，单一的SPECT显像逐渐被SPECT/CT所取代，SPECT/CT是目前人类最先进的医学影像设备之一，是进行活体疾病诊断和新药研发研究的理想工具。

先进的医学设备可以利用SPECT原理测量显示细胞和分子的生物学活动，如GE公司的SPECT系统就结合了诊断级多层CT的复合成像设备，可以精确定位病变的位置、性质和程度。SPECT显像在临床上有重要作用，可在以下方面进行断层探测：

（1）骨骼显像

骨骼显像是早期诊断恶性肿瘤骨转移的首选方法。可进行疾病分期、骨痛评价、预后判断、疗效观察和探测病理骨折的危险部位。

（2）心脏灌注断层显像

用于心肌缺血的诊断，可评价冠状动脉病变的范围，对冠心病的危险性进行分级；评价冠脉狭窄引起的心肌血流灌注量改变及侧枝循环的功能，评价心肌细胞活力；对心肌梗死的预后评价和疗效观察；观察心脏搭桥术及介入性治疗后心肌缺血改善情况；对心肌梗死的诊断，心梗伴缺血的诊断，判断心肌细胞存活情况；对心肌病、室壁瘤的鉴别诊断。

（3）甲状腺显像

用于异位甲状腺的诊断和定位，甲状腺结节功能的判断和良恶性鉴别，具有较高诊断价值；高分化甲状腺癌转移灶的定位和诊断；甲状腺大小和重量的估计。

（4）局部脑血流断层显像

用于缺血性脑血管意外的诊断，具有较高诊断价值。癫痫致痫灶的定位诊断；癫痫发作间期的阳性率高达 60%（而 CT 和 MRI 的阳性率约 25%）；判断脑肿瘤的血运，鉴别术后或放疗后复发和瘢痕。

（5）肾动态显像及肾图检查

了解肾动脉病变及双肾血供情况；对肾功能及分肾功能的判断；了解上尿路通畅情况及对尿路梗阻的诊断；监测移植肾血流灌注和功能情况；以及了解糖尿病对肾功能的影响。

**2. PET**

PET/CT 集 CT 和 PET 于一体，CT 提供病变准确的解剖位置，PET 提供病变功能、代谢等详细的分子信息，具有灵敏、准确、特异、定位准确的特点。一次成像可以获得全身各个侧面的断层图像，可以清楚地了解全身的整体情况，达到早期发现病变和诊断疾病的目的。

（1）肿瘤患者

PET 检查 85% 是用于肿瘤的检查，因为绝大部分恶性肿瘤葡萄糖代谢率高，FDG 作为与葡萄糖结构相似的化合物，静脉注射后会在恶性肿瘤细胞内积聚起来，所以 PET 能够鉴别恶性肿瘤与良性肿瘤及正常组织，同时也可对复发的肿瘤与周围坏死及瘢痕组织加以区分，现多用于肺癌、乳腺癌、大肠癌、卵巢癌、淋巴瘤、黑色素瘤等的检查，其诊断准确率在 90% 以上。这种检查对于恶性肿瘤病是否发生了转移，以及转移的部位一目了然，这对肿瘤诊断的分期，以及是否需要手术和手术切除的范围起到重要的指导作用。

（2）神经系统疾病和精神病患者

可用于癫痫灶定位、老年性痴呆早期诊断与鉴别、帕金森病病情评价，以及脑梗死后组织受损和存活情况的判断。PET 检查在精神病的病理诊断和治疗效果评价方面已经显示出独特的优势，并有望在不久的将来取得突破性进展。在艾滋病性脑病的治疗和戒毒治疗等方面的新药开发中有重要的指导作用。

（3）心血管疾病患者

能检查出冠心病心肌缺血的部位和范围，并对心肌活力准确评价，确定是否需要溶栓治疗、安放冠脉支架或冠脉搭桥手术。能通过对心肌血流量的分析，结合药物负荷，测定冠状动脉储备能力，评价冠心病的治疗效果。

# 1.3　本书章节结构

第 1 章　引论

主要介绍了当前常见的现代医学成像技术，包括成像原理和使用场景，使读者对现代医学成像技术有一个全面的了解。

第 2 章　磁共振成像技术

主要介绍 MRI 技术的历史发展、成像原理及 MRI 仪器的系统结构，着重介绍多模态脑 MRI 技术，及其在临床诊断中的不同应用场景。

第 3 章　脑磁共振成像处理方法

首先介绍脑 MRI 影像的主流数据库，感兴趣的读者可以下载试用。其次分别介绍结构和功能脑 MRI 影像的预处理和分析方法，其中包括常用软件的安装与调试。最后，本章将着重介绍研究大脑结构与功能的新方法：脑网络。

第 4 章　基于网络的脑磁共振成像分析方法

图论以图为研究对象，其中图是由若干给定的点及连接两点的线所构成的网络，因此图论也被广泛应用于脑网络的分析中。本章将首先介绍图论的起源，使读者对其有一个感性的认识，之后详细讲解了基于图论可以计算得到的网络特征。最后，通过三个多模态脑网络的应用案例向读者介绍基于脑网络的研究方法以及研究结果。

第 5 章　基于脑磁共振成像分类算法

由于 MRI 的多种优点以及在临床上的广泛应用，基于 MRI 的计算机辅助诊断是当下研究的热点之一。主要的分类方法有基于传统机器学习算法和深度学习算法两类，本章将从应用最广泛的阿尔茨海默病（AD）分类研究进行系统的分类算法介绍。

# 1.4　本章小结

本章主要介绍了目前主流的医学成像技术，包括 X 射线成像技术、CT 成像技术、MRI 技术、以及 SPECT 和 PET 成像技术，分别从发展历史、成像原理、应用场景等方面进行介绍。

# 参 考 文 献

［1］ DRAGANSKI B, GASER C, BUSCH V, et al. Neuroplasticity：changes in grey matter induced by training ［J］. Nature, 2004, 427 (6972)：311-312.

［2］ MECHELLI A, CRINION J T, NOPPENEY U, et al. Neurolinguistics：structural plasticity in the bilingual brain ［J］. Nature, 2004, 431 (7010)：757.

# 磁共振成像技术

## 2.1 技术概述

### 2.1.1 历史发展

磁共振成像（MRI）由于高度的空间时间分辨力、多参数对比度、无电离辐射等优点，已成为当今世界医学诊断领域的主要成像手段之一，目前已广泛应用于临床疾病的诊断及治疗等相关技术的可视化引导和研究基础中。磁共振现象最初是由美国学者 Felix Block 和 Edward Purcell 于 1946 年发现，当某些原子核存在于在静磁场中时能够吸收一定频率的电磁脉冲，从而产生的就是核磁共振（NMR）现象，也就是这一发现为现代 MRI 技术提供了理论基础。随着对这种现象的深入研究，基于 NMR 现象的物质分析方法被重视，逐渐发展成为一种最有效的非破坏性物质分析方法之一。到 1973 年，NMR 成功应用到活体成像，美国纽约州立大学化学系 Paul Lauterbur 教授利用线性梯度磁场完成了 MRI 的空间编码，通过结合 NMR 原理与空间编码的技术提出了 MRI 方法。之后到了 20 世纪 70 年代后期，MRI 系统对人体的成像获得了成功，发展速度进一步提升。进入 20 世纪 80 年代，磁共振技术受到来自各发达国家的重视，学者们也开始投入大量的资源进行相关研究，随之而来的就是磁共振技术开始正式应用于临床实验。如今，MRI 已广泛应用于临床诊断、疗效评价和基础医学研究等领域，是临床医学影像学诊断的重要手段之一。

### 2.1.2 成像原理

原子是由原子核和对应的核外电子组成的，其中原子核又是由核子（质子和中子）组成，而 MRI 反映的就是原子核的电磁特性，因此 MRI 也被称为核磁共振成像（NMRI）。原子核的磁矩为原子核提供了磁性，而原子核的自旋角动量又使其有了磁矩。这是因为原子核的自旋可以等效为一个电流环，这样一来电流环对应形成了磁矩，也就是磁共振现象中信号的来源。而根据能量极小原理，存在于单个核子中成对存在的质子和中子，其磁矩会相互抵消。也正是因为这样，质子数和中子数均为偶数的核子就不存在自旋磁矩，即不会产生 NMR 现象。原子核内的质子和中子都有相应的自旋运动，它们的自旋量子数为 1/2。原子核自旋角动量就等于它所包含的所有质子和中子的总角动量之和。

如图 2-1 所示，图 a 表示原子核的自旋运动；图 b 表示多个原子核在没有外加磁场时的自由状态；图 c 表示在原子核被放入匀强磁场 $B_0$ 时的运动状态。在没有外加磁场时，每个原子核都是有自旋磁矩的，但由于每个原子核的磁矩方向都是随机的，导致所有原子核整体并不表现出磁性，总的磁化矢量 $M = 0$。而当自旋子处于外加的均匀强磁场 $B_0$ 中时，每一个原子核的磁矩在外加磁场的作用下呈现有序化。此时的原子核在自旋运动的同时，还存在着一种沿着外加磁场形成固定的夹角做同向或者反向的回旋运动，这种运动方式被称为拉莫尔进动。按照量子力学的理论，原子核自旋磁矩在外磁场中的不同的运动状态使得它们具有不同的能量等级，但其中处于低能级的氢原子核数目会多于高能级的氢原子核。这里的高能级一般表现为反向的运动。此时如果对原子核施加一个与 $B_0$ 垂直方向的射频脉冲信号，当其脉冲信号的频率与原子核进行拉莫尔进动的频率相同时，原子核将会产生共振，使其中的低能级的原子核吸收能量，进而跃迁到高能级。而当射频脉冲结束后，由于吸收能量才处于高能级的原子核会跃迁回原本的低能级，并向外辐射共振信号释放能量。这里为了使射频信号的频率与原子核一致，就需要根据原子核的特性来计算：

$$\omega_0 = \gamma B_0 \tag{2-1}$$

式中，$\omega_0$ 为需要的射频频率；$B_0$ 为使用的恒定磁场强度；$\gamma$ 为原子的磁旋比，常用的氢原子磁旋比为 42.576MHz/T。

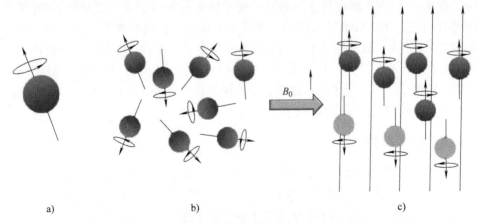

a)                              b)                                        c)

图 2-1  原子核自旋及在磁场 $B_0$ 作用下的运动状态

根据电动力学理论，自旋的原子核在外磁场中表现为进动的运动状态，运动方式类似于陀螺运动。当多个原子核运动时，其自旋磁矩在外磁场中的分布如图 2-2a 所示，其中深色箭头代表原子核不同方向的磁矩，在与外加磁场 $B_0$ 方向相同方向的原子核数要多余反方向的原子核数目时，同时由于分布的影响自旋磁矩在垂直于 $x$ 轴方向的 $xy$ 平面中的分量基本可以互相抵消，所以最终合起来产生的是一个与 $+z$ 轴方向一致的净磁化矢量 $M$，直至达到最大值 $M_0$，如图 2-2b 所示。当在垂直于 $B_0$ 方向施加一个旋转射频磁场 $B_1$ 作为之前提到的射频信号时，令 $B_1$ 绕 $z$ 轴旋转的频率等于原子核对应的拉莫尔频率，此时原子核的自旋磁矩一方面绕 $B_0$ 进动，同时也在围绕 $B_1$ 进动。在两个磁场的共同作用下磁化向量 $M_0$ 的运动方式是螺旋上升的形式。由于螺旋上升的形式并不方便观察信号的形态，因此将其变换为旋转坐标系，使坐标系绕 $z$ 轴的旋转频率也等于原子核的拉莫尔频率，则在旋转坐标系上可以省略磁矩 $M_0$ 绕 $z$ 轴方向的运动，只考虑磁矩逐渐向稳态恢复的这一过程，见图 2-2b。这里我们探测到的信号就是磁共振信号。

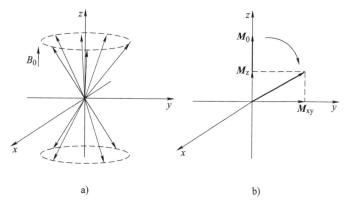

a)　　　　　　　　　　　　b)

图 2-2　原子核进动

在射频脉冲磁场 $B_1$ 的作用下，净磁化强度矢量 $M$ 由 $z$ 轴偏向 $xy$ 平面，而磁化矢量 $M$ 与 $z$ 轴的角度就称为翻转角（Flip Angle）。翻转角 $\theta$ 的大小由射频脉冲强度和作用时间 $\tau$ 确定，通常有 $\theta = \gamma B_1 \tau$。根据射频脉冲的效果不同，一般使用不同的命名方式，比如常用的 90°脉冲、180°脉冲等，即在 $B_1$ 场的作用下磁化矢量 $M$ 完全倒在了 $xy$ 平面或是到 $-z$ 轴，其中 90°脉冲时采集到的磁共振信号是最强的。在射频脉冲停止后，磁化矢量 $M$ 在主磁场的作用下，磁化强度矢量 $M$ 的两个分量横向磁化矢量 $M_{xy}$ 和纵向磁化矢量 $M_z$ 将从不平衡态逐渐释放能量回归到平衡态，即从 $M_z$ 恢复到 $M_0$，这个过程称为纵向弛豫。而 $M_{xy}$ 衰减为 0 的过程称为横向弛豫。针对纵向磁化矢量 $M_z$ 的松弛时长通常以 $T_1$ 来表示，被称为纵向弛豫时间。它的定义是纵向磁化强度恢复到最大值的 63.2% 时所用的时间长度。

所以根据$T_1$来对任意时刻$t$的纵向磁化强度的描述公式为

$$M_z = M_0 + [M_z(0) - M_0]\mathrm{e}^{-\frac{t}{T_1}} \tag{2-2}$$

式中，$M_z(0)$为射频脉冲结束时刻的磁化矢量的纵向分量；$T_1$的大小主要与物质本身的性质和外加磁场的强度有关。

质子与晶格的频率越接近，能量的交换就越快，$T_1$的时间也就越短；相反，如果质子和晶格之间的能量交换越慢，则$T_1$就会相对更长。同时，如果外界磁场强度越高，也会使质子进动越快，使其与晶格之间的频率差异更大，能量交换越慢，$T_1$也就越长。同理，横向磁化矢量$\boldsymbol{M}_{xy}$的时间常数$T_2$被称为横向弛豫时间，表示与周围原子核自旋之间的能量交换，定义为横向磁化强度衰减到最大值的32.8%时所用的时间，其公式表示为

$$M_z = M_{xy}(0)\mathrm{e}^{-\frac{t}{T_2}} \tag{2-3}$$

式中，$M_{xy}(0)$表示射频脉冲结束时的横向磁化分量；影响$T_2$的主要因素是其组织内局部的磁场不均匀性，局部磁场越均匀平缓，$T_2$也会越长；反过来磁场越不均匀，则$T_2$越短。

当外部主磁场出现不均匀的情况时，会导致发生额外的横向弛豫效应，其时长为$T_2'$。在$T_2$和$T_2'$的弛豫效应共同作用下产生的情况称为$T_2^*$弛豫效应，具体公式为

$$\frac{1}{T_2^*} = \frac{1}{T_2'} + \frac{1}{T_2} \tag{2-4}$$

射频脉冲结束后，横向磁化矢量$\boldsymbol{M}_{xy}$会继续以拉莫尔频率绕$z$轴转动，这时从$xy$平面上的接收线圈内感应到的幅度快速衰减的信号，就是磁共振信号。该信号也称为自由感应衰减（Free Induction Decay，FID）信号。由于局部磁场的不均匀性，原子核之间自旋导致的相互作用使得各原子核绕$B_0$的进动逐渐分散，使得FID信号迅速衰减完成，而且此时的信号只有大小信息，没有办法体现信号的空间位置。因此这里就需要采用一些方法将FID信号重聚来加入空间的编码信息。根据使用方法的不同，FID信号重聚的方法可以分为自旋回波序列和梯度回波序列。以自旋回波序列为例，首先在$xy$平面施加90°的射频脉冲场，将磁矩$M_0$翻转90°转到$xy$平面，此时各原子核的磁矩逐渐散开呈现散相。在经过时间$\tau$后，通过施加一个180°的脉冲场，使得散相的磁矩重新回聚，同样在时间$\tau$后再次达到合矢量最大的位置。其中两次$\tau$的时间间隔合起来被称为回波时间$T_E$，定义为射频激励脉冲与产生回波中心点之间的时间；同时定义了重复时间$T_R$，表示从相邻两次90°脉冲激发之间的时间。这个过程中的原子核磁矩进动过程如图2-3所示。通过使用了180°的脉冲，自旋回波序列可以抵消磁场不均匀性造成的影响。

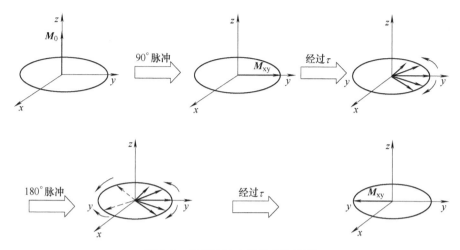

图 2-3　自旋回波中的散相与回聚

梯度回波序列与自旋回波不同，它使用的激发角度小于 90°，也不再需要 180°的回聚脉冲，它通过使用一对极性相反的散相梯度磁场和重聚梯度磁场来完成这一过程。由于激发的翻转角变小，该方法的纵向磁化矢量恢复得更快，从而缩短了 $T_R$ 的长度，总体上提升了数据采集的速度，让成像更加快捷。

空间编码是在基于上文的回波序列得到的信号基础上，为了区分不同原子核信号的方法。因为在均匀外磁场中被试个体中的原子核反映出的信号是完全相同的，只与 $z$ 方向施加的磁场强度相关。所以为了从信号来区分不同位置的原子核就必须使得空间各处的原子核在不同的共振频率下产生信号。最简单的解决办法是在主磁场的基础上再额外加上一个空间梯度磁场。这样假设在 $z$ 方向上叠加后的梯度场为 $G_z$，就可以使得不同位置的磁场强度有差异，导致不同位置上的原子核具有不同的共振频率。如此一来采集信号时就可以得到原子核所处的频率和空间位置：

$$\omega_z = \gamma(B_0 + G_z Z) = \omega_0 + \gamma G_z Z \qquad (2\text{-}5)$$

即可推导出以下公式，也称为层面选择。

$$z = \frac{\omega_z - \omega_0}{\gamma G_z Z} \qquad (2\text{-}6)$$

同样沿 $x$ 轴方向叠加梯度场 $G_x$，给不同的 $x$ 坐标设置不同的磁场强度，使得原子核的进动频率有差异，进而通过进动频率的差异确定采集信号 $x$ 的坐标，这部分横向坐标的编码被称为频率编码。在相同 $x$ 坐标的位置上所有的原子核进动频率一致。读取的信号经过傅里叶变换得到信号的频谱，而频谱中的每一条线就对应一个 $x$ 坐标直线上的信号总和。同样操作也适用于 $y$ 轴，在施加梯度场 $G_y$

后，由于不同 $y$ 坐标的原子核频率不同，在相同的时间内旋转经过的角度也不一样，在相位中产生差异。因此就可以根据相位不同来确定 $y$ 坐标，该操作被称之为相位编码。

在 $G_y$ 和 $G_x$ 的作用下，平面内不同坐标位置原子核产生的磁信号可以通过数值区分，每个位置设置不同场强来对信号进行编码。如图 2-4 所示，在原本的相位基础上加入相位编码的梯度场 $G_y$ 使横向相位有了一个差值，再通过频率编码的 $G_x$ 使纵向相位也都有了差异，两者结合下每个位置都有了对应的相位。对得到的输出信号使用傅里叶变换，就可以计算出不同相位、不同频率对应的信号强度，而每一对相位和频率组合都对应了相应的 $xy$ 轴坐标。

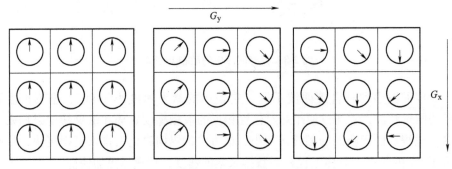

图 2-4　梯度场下不同位置的相位变化

## 2.1.3　系统结构

MRI 系统主要由三大基本构件组成，即磁体部分、磁共振波谱仪部分、数据处理和图像重建部分。

### 1. 磁体部分

磁体主要由主磁体（产生强大的静磁场）、补偿线圈（校正线圈）、射频线圈和梯度线圈组成。

主磁体用以提供强大的静磁场，而且要求较大的空间范围（能容纳病人），保持高度均匀的磁场强度。衡量磁体的性能有四条标准：磁场强度、时间稳定性、均匀性、孔道尺寸。增加静磁场强度可使检测灵敏度提高，即扫描时间缩短和空间分辨力提高。但也会使射频场的穿透深度减少。磁场强度为 0.35T 时，可以得到很好的空间分辨力，当前临床上所用的较高的磁场强度为 1.5T 与 3T。

主磁体分三类：普通电磁体、永磁体和超导磁体。普通电磁体是利用较强的直流电流通过线圈产生磁场。维持一个主磁体磁场的功耗约为 100kW。一般需要通电数小时后，磁场才能达到稳定状态。线圈中流过大电流将产生大量热，要通过热交换器以冷却水散热。永磁材料经外部激励电源一次充磁后，去掉激励电源仍长期保持及磁性，磁场强度很易保持稳定。因此，磁体维护简便，维护费用最低。其缺点是重量较大，因而很难达到1T场强，当前场强限制在0.5T以下。超导磁体当前用得比较多，在超导状态下电流流过导体时没有电阻损耗，从而不会使导体升温。同样直径的导线在超导状态下可以通过更大的电流而不损坏。用超导材料制成的线圈通以强大电流可产生强大磁场，而且当外加电流切断后，超导线圈中的电流仍保持不变，因而超导磁场极为稳定。为了维持超导状态，必须将超导线圈放在杜瓦罐中浸入液氦，液氦的温度为4.7K。为减少液氦的蒸发消耗，在其外面的圆筒中还要设液氮（77.4K）缓冲层，在使用过程中要适时补充液氦及液氮。近年来由于真空保温技术的进步，可省掉液氦的二级冷却，单纯使用液氦保持超导条件。

补偿线圈的作用是补偿主磁场线圈，使其产生的静磁场逼近理想均匀磁场。由于精度要求高而且校准工作极其烦琐，一般是以计算机辅助进行，需要多次测量、多次计算和修正才能达到要求。一般是使用各种形状的线圈并根据具体情况，通入不同电流，来弥补基础场的不均匀处。

射频线圈是向人体辐射出指定频率和一定功率的射频电磁波，用以激励其原子核的共振。这种线圈应和主磁场相互垂直，并且尽可能在人体形成较均匀的射频场，并使它尽量接近人体来保证发射和接收过程具有较高的效率。有的射频线圈包括发射线圈和接收线圈两部分，也有的收、发兼用。此外，还有头部接收线圈、肢体线圈，颈线圈、脊椎线圈、眼窝线圈、胸线圈等多种专用的表面线圈，以提高转换效率和图像质量。

梯度线圈需要特定的梯度电源。它与专用的梯度线圈严格匹配，电源稳定度要求万分之一。梯度电源和补偿电源一般都采用水冷却。另外，主磁场的逸散磁场对周围影响很大，主要影响对象是各种磁盘、图像显示器、影像增强器和戴起搏器的病人等。外界磁性物体对主磁体均匀度也有影响。

**2. 磁共振波谱仪部分**

主要包括射频发射部分和一套磁共振信号的接收系统。发射部分相当于一部无线电发射机，它是波形和频谱精密可调的单边带发射装置，其发射功率峰值有数百瓦至15kW。接收系统用来接收人体反映出来的 FID 信号。由于这种信号极其微弱，故要求接收系统的总增益很高，噪声必须很低。一般波谱仪都采用超外差式接收系统，其主要增益可源于中频放大器。由于中频放大器与发射系统工作在不同的频段上，可避免发射直接干扰。在预放大器与中放器之间设一个接收门，实际上也就是一个射频开关，它主要是在发射系统工作的瞬间关闭，防止强大的射频发射信号进入接收系统。经中频放大后的 FID 信号一般幅值都超过0.5V，可进行检波。检波后，信号还要进行放大和滤波。

### 3. 数据处理和图像重建部分

磁共振信号首先通过变换器变为数字量，并存入暂存器。图像处理机按所需方法处理原始数据，获得磁共振不同参数的图像，并存入图像存储器。这种图像可根据需要进行一系列的后置处理。后置处理内容分为两大类：其一是通用的图像处理；其二是磁共振专用的图像处理，如计算 $T_1$ 值、$T_2$ 值、质子密度等。至少应采用 32 位阵列处理机。经重建后的图像依次送入高分辨率的显示装置，也可存入磁盘或通过多幅照相机制成硬拷贝。

控制台一般是由主诊断控制台和辅助诊断控制台组成，两个台可提高病人流通量。显示器也有两个，一个是字符显示器，菜单式操作软件可以在此显示；另一个是高分辨率大屏幕图像显示器。

# 2.2 多模态脑磁共振成像

## 2.2.1 结构磁共振成像

结构磁共振成像（structural MRI，sMRI）是一种可以通过图像灰度值来反映某一组织结构细节的成像技术。氢原子核广泛存在于人体内，因其质子有自旋运动，所以能够产生磁矩，可看作是微小的条形磁体。当被检测组织（如头部）置于不随时间变化的、分布均匀的恒定磁场空间中时，对被检测组织再施加一定的射频（RF）脉冲，当 RF 频率与氢原子核进动频率相同时，氢原子核即从中吸收能量进而产生共振。当施加的 RF 停止后，氢原子核将不能继续维持该状态，继而恢复到恒定磁场空间中原有的排列状态，并同时释放出微弱的能量，成为射电信号。在上述整个过程中，纵向弛豫（Longitudinal Relaxation）是指在氢原子核能级提高后纵向磁化矢量恢复到原始状态的过程，通常用时间常数 $T_1$（Longitudinal Relaxation Time）来描述被检测组织纵向磁化矢量恢复的快慢程度。横向弛豫（Transverse Relaxation）是指氢原子核之间失相位，使得横向磁化矢量逐步抵消直至为零的过程，通常用时间常数 $T_2$（Transverse Relaxation Time）来表示其过程耗时。由于采集到的 $T_1$ 和 $T_2$ 数值与被检测组织的氢原子核数量相关，所以通过 $T_1$ 或 $T_2$ 即可反映出被检测组织的解剖学结构。大脑研究常用 $T_1$ 加权像来反映形态学的结构细节，即通过 sMRI 技术将大脑不同组织的纵向弛豫时间差别成像进行采集获得的。其中，$T_1$ 最长的是脑脊液（Cerebro-Spinal Fluid，CSF），图像灰度值最低；$T_1$ 最短的是脑白质（White Matter，WM），图像灰度值最高；$T_1$ 介于脑脊液和脑白质之间的是脑灰质（Gray Matter，GM）。由此可见，sMRI 得到的脑结构影像数据不仅能够清晰地区分出灰质、白质、脑脊液三种主要的大脑组织结构，也能够对患者的病灶位置进行更精准的定位。因此，sMRI 近些年来被广泛应用十脑机制研究与脑神经系统疾病（阿尔茨海默病[1]、癫痫[2]、精神分裂症[3]、强迫症[4]等）的探索中。

## 2.2.2　功能磁共振成像

MRI 技术主要基于 NMR 原理，当对处于梯度磁场中的人体组织施加特定频率的 RF 时，人体组织细胞中的氢原子核吸收能量并跃迁到高能量状态；当 RF 停止后，人体组织细胞中的氢原子核又会释放能量并回归低能量状态。在此过程中，能量会以电磁波的形式被释放出来，通过对梯度磁场中的电磁波信号进行空间编码和重建，可以得到三维空间中清晰的人体组织结构图像。MRI 在采集过程中不需要使用造影剂，也没有高强度的电离辐射，同时可以得到高分辨率的人体结构图像，在大脑科学研究和临床实践中得到了广泛应用。

传统 MRI 技术可以得到清晰的人体组织结构图像，用于大脑解剖学结构的研究，但是在对大脑认知功能及活动过程的研究中，MRI 因其无法获得连续的组织结构图像而难以有效地发挥作用。功能磁共振成像（functional MRI，fMRI）是传统 MRI 技术基于血氧水平依赖（Blood Oxygenation Level Dependency，BOLD）效应发展而来的成像技术。BOLD 效应基于含氧血红蛋白（Oxyhemoglobin，Oxy-Hb）和去氧血红蛋白（Deoxyhemoglobin，Deoxy-Hb）具有不同的磁敏感性：血红蛋白和氧结合时成为 Oxy-Hb，具有逆磁性；而血红蛋白和氧脱离时成为 Deoxy-Hb，具有顺磁性。大脑在进行自发的神经活动或受到外界刺激产生响应活动时，相关大脑皮层区域的神经元被激活，该部位的氧代谢增强（O2 Metabolism，CMRO2），同时该部位的血流量（Cerebral Blood FLow，CBF）也显著增加。CBF 的增加携带了更多的氧，并且其幅度远高于由于活动增强引起的氧消耗量的增加，综合结果为该大脑部位血液中 Oxy-Hb 含量增加，Deoxy-Hb 含量降低，使得该部位的 BOLD 信号增强，因此可通过成像的方式直观地观测到该部位的大脑功能活动[5]。BOLD 信号通过由神经活动所带来的局部区域血液代谢水平的变化，间接反映了大脑的认知功能活动，并没有直接反映大脑皮层相关区域活动的强弱。fMRI 一般根据实验设计分为三类：静息态功能磁共振成像（Resting State fMRI，rsfMRI）、任务态功能磁共振成像（Task-based fMRI，tfMRI），以及自然刺激功能磁共振成像（Natural Stimulus fMRI，nfMRI）。当前对大脑活动的研究主要基于 rsfMRI 和 tfMRI。静息态通常指大脑处于无任何外在任务刺激的状态。静息态功能磁共振扫描的过程不执行任何特定的实验任务，受试者一般处于非睡眠状态，并且尽量不做任何刻意的思维活动。研究人员发现，在 rsfMRI 影像中，大脑双侧运动皮层的活动信号具有低频振荡（Low Frequency Fluctuate，LFF）特性，且具有高度的时间同步性[6]；更多的研究工作表明，静息态下大脑的低频振荡信号并不是随机噪声，而是反映了大脑固有的自发神经活动[7]；此外，大脑在静息态下的一些特定工作模式也被相继发现，如默认模式网络（Default Mode Network，DMN）、静息态网络（Resting State Network，RSN）等。rsfMRI 已经广泛应用于各种大脑疾病的病理生理机制的研究中[8]。

任务态则反映了大脑在特定任务下的神经活动情况[9]。在任务态的功能磁共振研究工作中，研究人员需要根据实验目的和神经学理论知识设计特定的实验任务，这也是 tfMRI 中最重要的部分。实验范式（paradigm）的设计通常有事件块（block）方式和事件相关（event-related）方式。事件块设计范式（见图 2-5a）指同一种类型的刺激信号在一段时间范围内重复或连续，整体的刺激以组块形式出现，组块的持续时间相比于大脑对刺激信号的反应时间是足够长的，因此事件块设计范式的激励作用明显，采集到的信号信噪比高，是目前 tfMRI 主流的设计范式。事件相关设计范式（见图 2-5b）与任务块范式不同，一个任务事件只包含一次短暂的任务刺激脉冲，其特点是可以更精细地研究不同大脑区域对单次刺激的响应活动模式；但是对单次刺激的响应活动不易于观测，对实验设计要求较高，而且由于不同受试者的大脑结构差异较大，难以标准化，实验任务的普适性和可重复性不高。

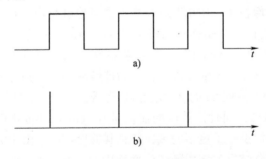

图 2-5 tfMRI 实验设计范式

fMRI 是一种间接反映大脑神经活动的成像技术，其观测信号与真实的大脑活动之间存在一定的差异并且具有复杂的关系。在外界刺激下大脑产生的 BOLD 信号响应被称为血液动力学响应函数（Hemodynamic Respnse Function，HRF）。HRF 一般会有一个很小的下冲（dip），然后是很高的正向主峰（peak），再之后是刺激后的过冲（undershoot），如图 2-6 所示。初始下冲并不是必然出现的，通常在较高的场强（7T）下才会出现，其产生原因一般被认为与血氧早期代谢的增加和局部血流量的增加有关；正向主峰是 BOLD 信号响应的主体，此阶段大脑血流量明显增加，Oxy-Hb 相比 Deoxy-Hb 的比例明显提高，磁共振信号明显增强，这也是 fMRI 的主要原理，主峰的产生相对缓慢且具有一定的时间延迟，通常在刺激发生后几秒到十几秒产生；刺激后过冲（负脉冲）同样不是必然出现，通常出现在长时间的刺激实验中，一般被认为与动脉血流量恢复缓慢和刺激晚期脑状态相关的局部血流量减少有关。如果多个重复的刺激连续对大脑进行刺激，大脑的 BOLD 信号响应会以近似线性的方式叠加在一起，响应的主峰就变成广阔的高原，不会衰减直至刺激结束（见图 2-7）。在模型驱动的功能磁共振数据研究中，通常会根据经验假设 HRF 函数，并使用任务刺激与 HRF 函数的卷积结果作为理论上的大脑响应活动模式。

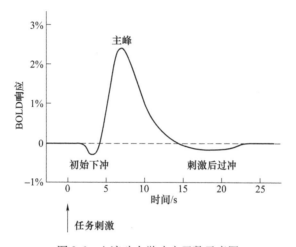

图 2-6　血液动力学响应函数示意图

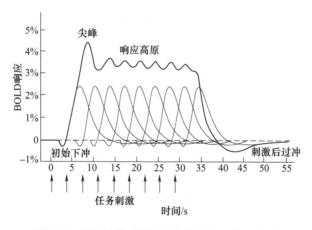

图 2-7　重复刺激下血液动力学响应函数示意图

## 2.2.3　弥散磁共振成像

弥散磁共振成像（Diffusion Magnetic Resonance Imaging）与常规 MRI 不同，也常称为弥散张量成像（Diffusion Tensor Imaging，DTI）。成像基础是水分子运

动，提供基于脑生理状态的信息，对诊断急性脑梗死的敏感性为94%，特异性为100%，同时能可靠地鉴别蛛网膜囊肿与表皮样囊肿、硬膜下积脓与积液、脓肿与肿瘤坏死。在颅内其他病变如肿瘤、感染、外伤和脱髓鞘等情况的诊断、鉴别和评价中也能提供一些信息。作为一种有价值的技术，DTI 应成为脑卒中检查的首选方法，并建议用于其他颅内病变的研究中。

弥散是指分子的随机侧向运动，即布朗运动。DTI 是在自旋回波（Spine Echo，SE）$T_2$ 加权序列 180°脉冲前后加上两个对称的弥散敏感梯度脉冲；对于静止（弥散低）的水分子，第一个梯度脉冲所致的质子自旋去相位会被第二个梯度脉冲再聚焦，信号强度不降低；而对于运动（弥散强）的水分子，第一个梯度脉冲所致的质子自旋去相位离开了原来的位置，不能被第二个梯度脉冲再聚焦，信号强度降低。根据 Fick 定律，真正的弥散是由于浓度梯度导致的分子净运动，在 DTI 中，浓度差异造成的分子运动和压力梯度、热效应，以及离子的相互作用引起的分子运动无法区分，因而只用表观弥散系数（Apparent Diffusion Coefficient，ADC）来表示机体中所测到的弥散。

Hahn 首先在 1950 年提出水弥散对磁共振信号的影响之后，Stejskal 等将其发展成为可测量的磁共振技术。目前常规采用的成像技术是在 SE 序列中脉冲两侧对称地施加一个长度、幅度和位置均相同的对弥散敏感的梯度脉冲。当质子沿梯度场进行弥散运动时，其自旋频率将发生改变，结果在回波时间内相位分散不能完全重聚，进而导致信号强度降低。用相同的成像参数两次成像，分别使用和不使用对弥散敏感的梯度脉冲，两次相减就剩下做弥散运动的质子在梯度脉冲方向上引起的信号下降的成分，即由于组织间的弥散系数不同而形成的图像。

影响弥散信号的因素主要有弥散敏感系数（$b$ 值）、表观弥散系数（ADC）、各向异性（anisotropy）、$T_2$ 穿透效应（$T_2$ shine- through effect）等[10]。

1）$b$ 值：DTI 是在某一个 $b$ 值下测定得出的信号强度成像，随着 $b$ 值的增加，图像的弥散权重加大，病变组织和正常组织之间的对比度增加，提高了 DTI 的敏感性，但是提高 $b$ 值会导致图像信噪比降低，这是因为 $b$ 值的增加主要是通过延长由梯度脉冲持续时间和梯度脉冲的间隔时间来完成的，这样使回波时间（$T_E$）增加，而长 $T_E$ 使信号衰减。

2）ADC：DTI 的信号与弥散系数 $D$ 呈负指数关系，即 $D$ 值增大，DTI 信号下降。在活体内，DTI 信号除受弥散的影响外，还对一些生理活动（如心脏搏动、呼吸、灌注、肢体移动等）敏感，所测得的弥散系数并不仅仅反映水分子的弥散状况。

3）各向异性：弥散是一个矢量，不仅有大小，而且有方向。各向异性是水分子弥散矢量的重要体现，即水分子在某个位置上可以向任意一个方向运动，但是其向各个方向运动的量并不相同，如水分子在平行于神经纤维的方向上较垂直于其方向上更易弥散。

4）$T_2$ 穿透效应：DTI 上的信号强度不仅与受检组织 ADC 值有关，而且与组织的 $T_2$ 值有关，即 DTI 的信号正比于 $T_2$ 值。当受检组织的 $T_2$ 值明显增高，在 DTI 上有明显的 $T_2$ 图像对比存在时，称之为 $T_2$ 穿透效应，文献报道胆脂瘤的 ADC 值高于正常的脑组织，但是其 DTI 信号明显高于正常脑组织，认为不仅是水分子弥散受限的作用，也有 $T_2$ 穿透效应存在的结果，而且后者的影响可能更大一些。

DTI 作为目前唯一非侵入性检测活体组织内水分子运动的技术，不仅在脑部疾病的诊断中发挥着越来越大的作用，而且随着技术的不断改进，DTI 已经在乳腺、肝脏、颈髓等处的疾病诊断中得到越来越广泛的应用。但是，DTI 对磁场的匀场要求较高，对靠近骨组织的脑内病变会出现伪影。另外，同一种病在 DTI 中可以有多种不同的表现，且 ADC 值的统计也有一定程度的重叠。使得 DTI 的广泛应用存在一定困难。随着 MRI 技术的不断完善和发展，以及对 DTI 研究的增多，相信 DTI 会在病变的定性中体现出更大的价值[11]。

## 2.3　脑磁共振成像应用场景

在基于 sMRI 的脑疾病探索中，有研究发现重性抑郁症患者前额叶、左右颞叶及小脑、双侧海马及前扣带回灰质密度显著降低，左侧杏仁核灰质密度增加。这些可能是重性抑郁症患者病理性变化的脑结构基础[12]。此外，临床医师还可根据创伤后应激障碍表现为记忆损害患者脑部额叶与颞叶脑区灰质体积显著小于健康人群这一显著特点，对发生严重创伤后应激障碍患者进行脑部结构检查，从而准确判断其是否出现记忆障碍，并判断其临床治疗效果[13]。

在 fMRI 的脑研究中，通过静息态 fMRI 采集局部一致性（ReHo）和比率低频振幅（fALFF）值，观察评价其睡眠质量评分和记忆水平的相关性，研究发现首发抑郁症患者脑部存在广泛的 ReHo、fALFF 异常，且部分脑部 ReHo、fALFF 异常值与睡眠质量和记忆水平呈现相关性[14]。此外，为探究帕金森病（PD）伴淡漠患者静息状态 MRI 低频振幅（ALFF）改变，根据 Starkstein 淡漠量表评分将 PD 患者分为 PD 伴淡漠（PD-A）组及 PD 不伴淡漠（PD-NA）组，结果表明 PD-A 与 PD-NA 患者存在着不同的脑功能活动和功能连接，主要体现在额顶叶、边缘系统等脑区[15]。另有研究发现，抑郁症伴认知障碍的患者大脑存在结构和功能的改变，临床极易忽视，rsfMRI 技术可敏感地发现不同脑区的功能改变，已被广泛用于抑郁症伴认知障碍的研究[16]。

在基于 DTI 的脑研究中，有将该技术应用于精确描述水肿、肿瘤和正常大脑结构的范围。因为传统影像总是低估肿瘤的范围，使治疗未达最佳效果。而 DTI

可以测量到由于细胞结构和完整性的改变可能引起的水弥散量级和方向性的改变，所以将 DTI 应用于确定肿瘤范围是一个很好的研究方向[17]。在其他一些可能会导致大脑白质结构和完整性损伤的疾病中，DTI 指标可以作为诊断和治疗的一种辅助手段[18]。此外，脑胶质瘤是中枢神经系统常见肿瘤，因其生长具有高度侵袭性而常与正常脑组织分界不清，为临床准确诊断分级带来困难。弥散张量成像可微观监测水分子弥散运动并进行定性、定量分析从而反映脑组织微观结构的病理性变化、无创性显示脑白质纤维束[19]。

## 2.4 本章小结

本章主要介绍磁共振影像（MRI）成像原理，特别是多模态 MRI 技术，包括结构磁共振成像（sMRI）、静息态 MRI(rsfMRI) 任务态 MRI(tfMRI) 和弥散张量成像（DTI）。此外，本章还描述了不同模态 MRI 主要的脑科学研究应用方向。

# 参 考 文 献

[1] FRISONI G B, FOX N C, JACK JR C R, et al. The clinical use of structural MRI in Alzheimer disease [J]. Nature Reviews Neurology, 2010, 6 (2)：67.

[2] PARDOE H R, COLE J H, BLACKMON K, et al. Structural brain changes in medically refractory focal epilepsy resemble premature brain aging [J]. Epilepsy Research, 2017, 133：28-32.

[3] GALDERISI S, QUARANTELLI M, VOLPE U, et al. Patterns of structural MRI abnormalities in deficit and nondeficit schizophrenia [J]. Schizophrenia Bulletin, 2007, 34 (2)：393-401.

[4] PUJOL J, SORIANO-MAS C, ALONSO P, et al. Mapping structural brain alterations in obsessive-compulsive disorder [J]. Archives of General Psychiatry, 2004, 61 (7)：720-730.

[5] POLDRACK R A, MUMFORD J A, NICHOLS T E. Handbook of functional MRI data analysis [M]. Cambridge University Press, 2011.

[6] BENJAMIN C F, WALSHAW P D, HALE K, et al. Presurgical language fMRI：Mapping of six critical regions [J]. Human Brain Mapping, 2017, 38 (8)：4239-4255.

[7] FRANKLIN G, CARSON A J, WELCH K. Cognitive behavioural therapy for depression：systematic review of imaging studies [J]. Acta Neuropsychiatrica, 2016, 28 (2)：61-74.

[8] DEZHINA Z, RANLUND S, KYRIAKOPOULOS M, et al. A systematic review of associations between functional MRI activity and polygenic risk for schizophrenia and bipolar disorder [J]. Brain Imaging and Behavior, 2018：1-16.

[9] SPERLING R J. Functional MRI studies of associative encoding in normal aging, mild cognitive impairment, and Alzheimer's disease [J]. Annals of the New York Academy of Sciences, 2007, 1097 (1)：146-155.

［10］ASSAF Y，PASTERNAK O. Diffusion tensor imaging（DTI）-based white matter mapping in brain research：a review［J］. Journal of molecular neuroscience，2008，34：51-61.

［11］HULKOWER M B，POLIAK D B，ROSENBAUM S B，et al. A decade of DTI in traumatic brain injury：10 years and 100 articles later［J］. American Journal of Neuroradiology，2013，34（11）：2064-2074.

［12］刘军，汤艳清，谌红献，等. 首发重性抑郁症患者脑结构的磁共振初步研究［J］. 中国临床心理学杂志，2008（5）：501-502.

［13］弓莉，刘志敏，李波，等. 创伤后应激障碍的记忆损害与脑结构磁共振特点探讨［J］. 中国实用神经疾病杂志，2014，17（06）：93-94.

［14］尚宏元，杨春林，王文斌，等. 抑郁症患者静息态功能磁共振成像特征与睡眠质量及记忆水平的关联性分析［J］. 中国医学装备，2022，19（12）：65-70.

［15］葛绍云，贾永锋，王建伟，等. 帕金森病伴淡漠患者静息态功能 MRI 低频振幅及功能连接的研究［J］. 中华放射学杂志，2023，57（05）：483-489.

［16］张琴，侯勇哲，段立刚，等. 静息态功能磁共振在抑郁症伴认知障碍患者中应用的研究进展［J］. 国际老年医学杂志，2023，44（02）：246-249.

［17］QU J R，QIN L，CHENG S，et al. Residual low ADC and high FA at the resection margin correlate with poor hemoradiation response and overall survival in high-grade glioma patients［J］. Eur J Radiol，2016，85（3）：657-664.

［18］ASSAF Y，PASTERMAK O. Diffusion tensor imaging（DTI）-based white matter mapping in brain research：a review［J］. J Mol Neurosci，2008，34（1）：51-61.

［19］王洁，朱宝林，林志艳. MRI 弥散张量成像在脑胶质瘤诊断分级中的研究进展［J］. 中国实用神经疾病杂志，2023，26（05）：641-645.

# 脑磁共振成像处理方法

## 3.1 多模态脑磁共振成像数据库

### 3.1.1 ADNI 数据集

数据集网址：http://adni.loni.usc.edu/

阿尔茨海默病神经影像计划（The Alzheimer's Disease Neuroimaging Initiative，ADNI）数据集是一项支持研究和开发延缓或阻止阿尔茨海默病（AD）病程进展的治疗方法的全球性研究。该研究是根据《赫尔辛基原则宣言》和《美国联邦法规汇编》第 21 主题的第 50 部分和第 56 部分规定的人体试验受试者保护措施以及符合州和联邦 HIPAA 法规的情况下进行的。参与研究的受试者或受试者的法定监护人在登记样本收集时给予书面知情同意，并填写了由每个参与机构审查委员会批准的调查问卷。招募的受试者的年龄为 55~90 岁，Hachinski 评分小于等于 4 分，受教育程度至少为 6 级，在使用允许的药物治疗的情况下，至少有 4 周的稳定治疗。每一个招募的受试者在接受各种数据采集之前，研究人员会对其进行一系列神经精神量表的测试。例如，使用简易精神状态量表（Mini-Mental State Examination，MMSE）对受试者进行智力状态方面的检查，该检查从受试者的定向力、记忆力、注意力和计算力、回忆力以及语言能力等方面进行。临床痴呆率量表（Clinical Dementia Rating Scale，CDR）是从受试者的记忆力、定向力、判断能力、解决问题能力、处理社会事务能力，以及受试者的家庭生活、个人爱好、个人料理能力等方面对受试者的认知功能受损程度进行检查[1]。阿尔茨海默病评估量表（Alzheimer's Disease Assessment Scale-Cognitive，ADAS-Cog）则是对受试者的认知能力进行评估，分多个项目对其进行测试，包括单词回忆、物品命名、执行命令、画图、习惯性动作的完成、语言理解、注意力等。此外还有神经精神病学问卷量表（Neuropsychiatric Inventory Questionnaire，NPI-Q）和功能活动调查表（Functional Activities Questionnaire，FAQ）等。并根据其量表得分情况将这些受试者分为 AD、轻度认知障碍（Mild Cognitive Impairment，MCI）和正常被试（Control Normal，CN）三个不同的类别[2]。具体地，根据 NINCDS-ADRDA

制定的 AD 诊断标准，MMSE 的评分在 20~26 分之间且 CDR 的评分为 0.5~1.0 的受试者即诊断为 AD。MMSE 的分数在 24~30 分之间且 CDR 的评分为 0.5 的受试者即为 MCI。CN 受试者的诊断标准为 MMSE 评分在 24~30 分之间（包括 24 分和 30 分），CDR 评分为 0，且没有抑郁症、MCI 或其他痴呆症。

ADNI 制定了一套标准化的协议，自 2004 年成立以来，来自美国和加拿大的 63 个研究中心的研究人员上传了按照统一标准采集的 AD 患者、不同亚型的 MCI 患者，以及 CN 受试者的数据，其中包括人口统计学数据（年龄、性别、受教育年限等）、神经心理学数据（MMSE、CDR、NPI-Q、FAQ、ADAS-Cog 等）、脑影像数据（sMRI、fMRI、DTI、PIB-PET、FDG-PET、AV-45PET、TauPET、Amy-loidPET 等图像）、基因数据、脑脊液数据以及血液数据等，并通过其数据共享政策，向世界各地的研究人员提供所有的 ADNI 数据。据统计，2004~2019 年，已有 2000 多份科学出版物对 ADNI 数据进行了研究。截止至今，ADNI 数据被下载了 2 亿多次。ADNI 的目的是希望通过研究人员对不同亚型的 MCI 患者以及 CN 受试者发展成为 AD 的过程进行追踪研究，发掘发病过程中受试者的神经心理学、脑影像数据、基因数据、脑脊液数据，以及血液数据等各方面的变化以及发生变化的原由，以揭示 AD 的发病原理，识别出可用于辅助临床医生进行 AD 诊断和治疗的生物标志物，以帮助临床医生尽可能在早的阶段（如痴呆前）检测出 AD，并在此基础上研究和开发出最有效的临床诊断和治疗方案。

从 2004 年开始到 2022 年为止，ADNI 数据集共开展了四个阶段的研究，各个阶段分别命名为 ADNI-1、ADNI-GO、ADNI-2 以及 ADNI-3。每个阶段都会招募新的参与者进行研究，对其进行各种神经心理学评估数据、各种成像数据以及各种临床数据的采集。且在 ADNI-GO、ADNI-2，以及 ADNI-3 阶段除了招募新的参与者之外，还会分别对上一阶段留下来的继续接受研究的参与者进行重新评估，同样也会对其进行各种数据的采集，以对疾病进行跟踪研究。

ADNI 的第一阶段（ADNI-1）开始于 2004 年 10 月，完成于 2010 年 10 月。研究所用的资金来自于美国国家老龄化研究所（National Institute on Aging，NIA）、美国的 13 家制药公司以及两个基金会提供的 6700 万美元。ADNI-1 共招募了 200 名 AD 患者、400 名 MCI 患者和 200 名 CN 受试者，且在此阶段研究过程中，将观察时间点分为第 0 个月（基线时间）、第 6 个月、第 12 个月、第 18 个月、第 24 个月、第 36 个月、第 48 个月等多个时间点对招募的参与者进行追踪观察研究，即分别在这些时间点收集按照统一标准采集的数千个脑部扫描（sMRI 图像、FDG-PET 图像、PIB-PET 图像）、基因图谱（ApoE 基因）以及血液和脑脊液生物标志物（Aβ、tau 蛋白）。其中，ADNI-1 的所有受试者最初接受的 PET 成像扫描是以 11C-PIB 为示踪剂进行的，即采集得到的是 PIB-PET 图像。然而，由于处理时间的限制，在该阶段研究结束前对方案进行了修改，即采用 18F-FDG 为示踪剂，采集受试者的 FDG-PET 图像。因此，在 ADNI-1 中一小部分的参与者（约 100 人）具有 PIB-PET 图像，另外一部分参与者具有 FDG-PET 图像。ADNI-1 的突出成果在于通过追踪研究成功地获得了 AD 不同阶段的诊断模型，并重点阐释了 AD 早期病理变化特征，包括大脑结构和新陈代谢的纵向改变。ADNI 的第二阶段称为 ADNI-GO，研究资金约为 2400 万美元。该阶段的起始时间为 2009 年到 2011 年，是对 ADNI-1 的后续研究。该阶段对 ADNI-1 继续接受后续研究的 500 名 CN 和 MCI 受试者进行了重新评估，同时招募了 200 名早期轻度认知障碍（early MCI，EMCI）患者。EMCI 是根据 ADNI-1 阶段研究的结果进行定义的。ADNI-1 阶段研究结果认为 EMCI、晚期轻度认知障碍（late MCI，LMCI）可以通过相关指标进行区分，这使得 AD 的研究向前推进了一步。EMCI 患者具有非常轻微的认知功能障碍，介于 CN 与 LMCI 之间。ADNI-GO 阶段的目的是检查疾病早期阶段的生物标志物，并对图像采集协议进行了调整。

2011 年，ADNI 收到了追加的 6700 万美元资金，开始了为期 5 年的第三阶段的研究，即 ADNI-2 阶段。该阶段对前面两个阶段继续接受后续研究的参与者进行了重新评估（约 500 名来自于 ADNI-1 的 CN 和 MCI 受试者以及 200 名来自 ADNI-GO 的 EMCI 受试者，并招募了新的参与者：150 名 CN 受试者、150 名 EMCI 患者、150 名 LMCI 患者和 200 名 AD 患者。ADNI-2 阶段有两个重大的改进：

1）添加了一个新的类别，即显著记忆问题（Significant Memory Concern，SMC），以解决 CN 受试者和 MCI 患者之间的差距，SMC 诊断依据是参与者自我报告自身有重大记忆问题。该阶段招募了 107 名 SMC 受试者。

2）对所有进入 ADNI-2 阶段进行研究的受试者增加采集了 AV-45 PET（以 18F-AV-45 为示踪剂），DTI 以及 fMRI 扫描序列。所有新招募的参与者均在基线时间和第 24 个月的时间观察点分两天采集 AV-45 PET 图像和 FDG-PET 图像。ADNI-2 的受试者最多采集 3 次 AV-45 PET 图像和 2 次 FDG-PET 图像，每次都是在 2 年的时间间隔内获得。

2016 年 9 月开始进入第四阶段（ADNI-3）的研究。该阶段的参与者总共包含来自 ADNI-2 阶段的约 700~800 名参与者和 370~1200 名新招募的参与者。除 ADNI-2 中使用的所有生物标志物外，ADNI-3 阶段还对受试者进行了 Tau PET 图像和 Amyloid PET 的采集。具体来说，新招募的参与者首次检查均进行 Tau PET 图像和 Amyloid PET 的采集，随后的 Tau PET 图像采集时间取决于淀粉样蛋白状态。80% 的淀粉样蛋白阳性和 20% 的淀粉样蛋白阴性的参与者将进行三次额外的 Tau PET 图像采集，而其余 80% 的淀粉样蛋白阴性和 20% 的淀粉样蛋白阳性的参与者将只需要进行一次额外的 Tau PET 图像采集。而 FDG-PET 图像的采集将只在 MCI 参与者和 AD 参与者的基线时间点上进行。

## 3.1.2　OASIS 数据集

数据集网址：http：//www. oasis-brains. org/

OASIS，全称为 Open Access Series of Imaging Studies，已经发布了第 3 代版本，第一次发布于 2007 年，是一项旨在使科学界免费提供大脑核磁共振数据集的项目。它有两个数据集可用：

1）横向数据集：年轻，中老年，非痴呆和痴呆老年人的横断面 MRI 数据，该组由 416 名年龄在 18~96 岁的受试者组成的横截面数据库组成。对于每位受试者，单独获得 3 或 4 个单独的 T1 加权 MRI 扫描包括扫描会话。受试者都是右撇子，包括男性和女性。100 名 60 岁以上的受试者已经临床诊断为轻度至中度阿尔茨海默病。

2）纵向数据集：非痴呆和痴呆老年人的纵向磁共振成像数据。该集合包括 150 名年龄在 60~96 岁的受试者的纵向集合。每位受试者在两次或多次访视中进行扫描，间隔至少一年，总共进行 373 次成像。对于每个受试者，包括在单次扫描期间获得的 3 或 4 次单独的 T1 加权 MRI 扫描。受试者都是右撇子，包括男性和女性。在整个研究中，72 名受试者被描述为未被证实。150 名受试者中有 64 人在初次就诊时表现为痴呆症，并在随后的扫描中仍然如此，其中包括 51 名轻度至中度阿尔茨海默病患者。剩下的 14 名受试者在初次就诊时表现为未衰退，随后在随后的访视中表现为痴呆症。

# 3.2　多模态脑磁共振成像预处理

## 3.2.1　结构磁共振成像预处理

脑结构 MRI 预处理步骤中常用的软件和工具包有 FMRIB Software Library（FSL）软件 2、Statistical Parametric Mapping（SPM）工具包 3 和 Computation Anatomy Toolbox（CAT12）工具包 4 等。FSL 软件主要用于对 fMRI 图像、sMRI 图像和 DTI 图像等进行预处理和分析，其中对 sMRI 图像进行预处理时的步骤大致如下：首先对所有的 sMRI 图像进行颅骨剥离以保留其脑部组织，接着进行组织类型分割得到灰质、白质和脑脊液，最后将灰质与模板进行仿射对齐。SPM 是在 Matlab 软件上运行的工具包，其在对 sMRI 图像进行预处理时，首先将每一幅 sMRI 图像和模板进行配准以实现所有图像的空间归一化，其次对归一化后的图像进行组织分割得到灰质、白质和脑脊液。CAT12 则是基于 SPM 扩展的 Matlab 工具包，其由德国耶拿大学精神学系的 Christian Gaser 博士和德国耶拿大学医院精神病学和神经内科的 Robert Dahnke 博士共同开发。与 FSL 软件和 SPM

工具包相比，CAT12 使用内部插值进行计算，使其在对低分辨率图像进行预处理时也可以得到更可靠的结果。另外，在进行组织分割时 CAT12 不需要组织概率图的先验知识，且能使用多种方法提高组织分割的结果，使分割结果具有更好的鲁棒性。因此，在本节中将以 CAT12 为示例，介绍 sMRI 影像预处理。预处理流程可以通过 CAT12 工具包中的 "Segment Data" 模块来实现。详细的预处理步骤如图 3-1 所示。主要包括三个步骤：颅骨剥离、组织分割、配准和调制[3]。

**1. 颅骨剥离**

CAT12 工具包中的颅骨剥离方法分为：SPM 方法、GCUT（Graph-Cut/Region-Growing）方法和 APRG（Adaptive Probability Region-Growing）方法三种。其中，SPM 方法对于大多数数据非常稳定。然而，在一些情况下，使用 SPM 方法进行颅骨剥离时，部分灰质（GM）区域可能会被切除（例如额叶区域）。此时，可以选择使用 GCUT 方法进行颅骨剥离。GCUT 是一种从白质（WM）区域开始的图切割/区域增长方法。APRG 方法是一种新的自适应概率区域增长方法，它通过 GCUT 方法的区域增长技术和基于最终表面的优化策略来细化 SPM 方法的概率图，这是目前颅骨剥离结果最准确、最可靠的方法。结果如图 3-1 中的 A 所示，sMRI 图像进行颅骨剥离操作之后得到的结果称为 SS-MRI。

**2. 组织分割**

CAT12 工具包中使用基于自适应最大后验技术（Adaptive Maximum A Posterior，AMAP）的分割方法对图像进行分割。该方法分割时不需要组织概率图的先验知识，且采用部分体积估计（Partial Volume Estimation，PVE）和最多两种组织类型的简化混合模型提高分割质量。结果如图 3-1 中的 B 所示，将 SS-MRI 图像分割成灰质（GM-MRI）和白质（WM-MRI）。

**3. 配准和调制**

首先，可将所有 GM-MRI/WM-MRI 图像通过 Dartel 算法配准到 MNI 空间（使用 MNI 152T11.5mm 模板）中，以实现空间标准化。接着，为了补偿空间标准化导致的体积变化，对配准后的 GM-MRI/WM-MRI 图像的体积进行补偿，即进行调制。最后，得到大小为 121×145×121 的 GM-MRI/WM-MRI 图像。结果如图 3-1 中的 C 所示。

### 3.2.2 功能磁共振成像预处理

Friston 教授将动物电生理研究中的脑功能连接概念扩展到 fMRI 领域，并分为功能连接和效应连接。常用的分析方法有基于种子点的时间相关性、基于数据驱动的独立成分分析、基于图论的全脑大尺度功能连接网络、时域动态功能连接网络等。功能连接广泛应用于与各种精神疾病相关的精神病理学机制研究，对精神障碍的诊断、控制和治疗有很大帮助[4]。

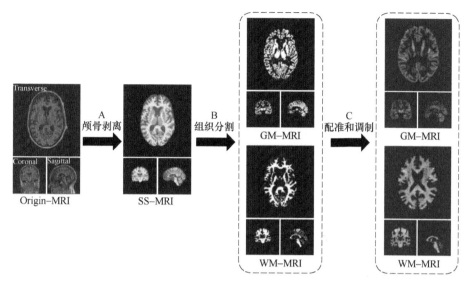

图 3-1　sMRI 图像预处理流程图

种子点的相关分析方法是应用最为广泛的功能脑连接分析方法之一。选择一个感兴趣脑区作为种子点，提取时间序列，计算该体素与全脑体素的平均时间序列的皮尔逊相关，以此作为功能脑连接强度的度量。Greicius 使用了基于种子点的相关分析方法，以此探索默认模式网络[5]。大量基于种子的功能连接比较表明，精神分裂症患者中存在连接性降低，如 Zhou 等人发现，双侧背外侧前额叶皮层与顶叶、后扣带皮层、丘脑和纹状体的功能连接减少[6]。Vercammen 等人使用双侧颞顶交界处作为种子点区域时，揭示了伴有听觉言语幻觉的精神分裂症患者的左侧颞顶交界处与右侧布洛卡区之间的连接减少，更严重的听觉言语幻觉与左颞顶交界处和双侧前扣带以及双侧杏仁核之间的相关性降低有关[7]。

另一种常用的是盲源信号分离的独立成分分析方法（Independent Component Analysis，ICA），能提取出一系列的时间、空间独立的大脑网络活动信号。McKeown 第一次成功将 ICA 方法运用到 fMRI 数据处理[8]。通过 ICA 分解得到的具有特异性的空间模式即为"内在连接网络"（Intrinsic Connectivity Network，ICN），或"静息态网络"（Resting-State Network，RSN）。与使用基于种子的分析的研究一致，使用 ICA 方法也观察到精神分裂症患者中的多个连接不良的大脑网络。如 Camchong 等人发现慢性精神分裂症患者的内侧额叶和前扣带的功能连接较低，且患者的额叶连接与一般认知能力测量结果呈正相关[9]。Sorg 等人使用 ICA 研究了纹状体的内在活动，强调了在精神病期间，纹状体的连贯内在活动在背侧增加，并与阳性症状相关[10]。

## 3.3  多模态脑磁共振成像特征提取

### 3.3.1  脑形态学特征提取

若将三维图像的分析以多层二维图像处理为基础，再综合各层二维图像特征得到三维图像特征，往往会带来信息遗失。例如，三维图像各层之间的图像变化容易被忽略，并且如果从不同方向实现三维图像的分解、分析，再综合各个方向的计算结果，则会大大增加运算负担。因此，直接提取三维图像中的三维图像特征是有其必要性的。

目前，常用的图像特征包括颜色特征、空间位置特征、纹理特征以及形状特征，均可在二维和三维空间中提取。其中，颜色特征是图像的主要特征之一，较其他特征的计算更为简单、表述更为直接。在医学影像中，灰度图像占有很大比重，因此医学影像的颜色特征一般被直接称为灰度特征，包括灰度均值、方差以及灰度直方图等。空间关系特征主要描述的是图像中多个目标间相互的空间位置关系，因此可加强对图像内容描述和区分的能力。对于医学影像来说，组织器官的位置具有空间上的联系，通过提取医学影像的空间关系特征实现空间联系的量化，具有很高的应用价值。然而由于单一组织内部成分较相似，所以该特征并不适用于某一组织器官的研究。纹理特征一般认为是灰度、颜色在空间以一定形式变化而产生的模式，是图像固有的特征之一。现常用三维纹理特征主要是指由三维灰度共生矩阵（Gray-Level Co-occurrence Matrix，GLCM）计算得到的对比度（contrast，CON）、相关性（correlation，COR）、二阶矩（Angular Second Moment，ASM）、逆差矩（Inverse Differential Moment，IDM）和熵（entropy，ENT）。目前，三维纹理特征已应用于乳腺病灶的 MRI 检查、虚拟肠镜检测以及脑肿瘤检测和沟回结构分析等。三维形状特征除了包括可以表述物体的表面曲率、表面积、体积等特征，还有基于物理概念并加以数学描述的矩特征。矩特征由于具有旋转、平移、尺度等特性的不变性，现在已经被广泛地应用在图像的匹配、图像分类和目标识别中。

### 3.3.2  脑功能特征提取

对大脑响应活动的研究首先需要从大脑功能磁共振成像数据中提取出与实验刺激相关的 fMRI 信号。根据大脑响应模型的信号基准，一般可以分为基于体素（voxel）的研究方法和基于感兴趣脑区（Regions of Interest，ROI）的研究方法。基于体素的研究方法比较直观，研究人员已经在单个体素上分析外界刺激引发的大脑响应活动，构建了单个体素对外界刺激响应活动的定量分析模型。基于体素的研究迪常会因为不同受试个体的特异性而缺乏体素之间的对应性，因此研究人员需要通过图像配准等方法来建立不同受试个体大脑之间的对应性。在体素的基础上，研究人员使用了多体素模式分析（Multi-voxel Pattern Analysis, MVPA）来描述大脑的响应活动[11]。多体素模式分析即使用分布在多个区域的体素信号或激活模式来描述大脑对外界的响应。研究证明，多体素模式分析所提取的大脑响应比从单个体素或单个区域获得的大脑激活模式更加精确、更加灵敏。

感兴趣脑区是特定大脑体素的集合，其划分方法通常有四类：第一类是依据解剖学的知识进行人工标注，例如在 Haxby 等人的研究[12]中，神经科学家从每个受试者个体大脑的视觉皮层中人工标注出了三个区域作为提取 fMRI 信号的基准。但是人工标注的方法严重依赖标注者的知识水平和经验，首先，不同标注者划分的感兴趣脑区可能存在较大的主观差异，不同个体上感兴趣脑区的一致性相对难以保证；其次，人工标注是基于当前神经科学领域已有的研究成果进行的，具有较大的局限性，对人类未知的、没有理论支持的大脑感兴趣脑区和大脑响应活动无法进行探索和发现；第三，当研究实验数据量较大时，人工标注的工作量也成比例的增大，因此难以在大规模数据上进行研究。第二类是根据大脑皮层的解剖学结构预先定义感兴趣脑区的划分，并将所有个体的大脑结构通过配准算法映射至同一组感兴趣脑区，但是由于不同个体的大脑解剖学结构可能具有较大的差异，配准算法无法精确地在不同个体中得到一致的感兴趣脑区。第三类是通过聚类（clustering）、独立成分分析（ICA）等数据驱动的方法，从功能磁共振图像中自动提取感兴趣脑区，然而数据驱动的方法通常对参数较为敏感，所提取感兴趣脑区的数量、形态、范围都可能因模型参数的不同而存在较大差异，因此也比较难以解释提取的感兴趣脑区的神经生理学意义。第四类是基于任务态功能磁共振影像（tfMRI），通过通用线性模型（GLM）等检测大脑网络的方法，将检测到的激活大脑皮层区域标记为感兴趣脑区，但是此类方法基于 tfMRI 数据，划分的感兴趣脑区的准确性和可重复性会受到任务设计范式的影响[13]。在基于感兴趣脑区的研究工作中，划分的感兴趣脑区数量通常在几十个到几百个不等，相比 fMRI 数据中体素的数量已经大大减少。在分析过程中通常依据神经生理学或解剖学知识，按照一定的模式定义每个感兴趣脑区的信号，如感兴趣脑区内所有体素的平均信号值。中科院自动化研究所的蒋田仔教授[14]、美国佐治亚大学的刘天明教授[15]等都对感兴趣脑区的划分及大脑图谱做了深入研究。基于感兴趣脑区的分析可以更好地从宏观角度分析大脑的响应活动、大脑功能网络和大脑连接，但是在提取感兴趣脑区的过程中，一些强度较弱的大脑活动模式可能被忽略。

传统常用大脑响应活动分析方法如图 3-2 所示。

过去的 20 年间，随着神经影像学和信息科学的飞速发展，研究人员提出了

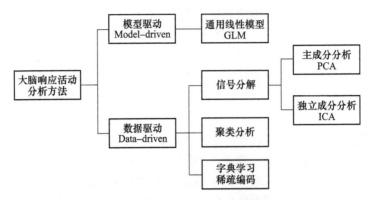

图 3-2　常用大脑响应活动分析方法

大量研究方法，基于各种神经影像数据，对大脑的激活区域、响应模式、功能网络、功能连接等进行了研究分析。本节将主要介绍常用的传统大脑响应活动分析研究方法。

**1. 通用线性模型**

使用任务态功能磁共振成像的一个重要应用是对大脑功能激活区域进行检测，其中最著名的方法就是通用线性模型（General Linear Model，GLM）[16]。通用线性模型是典型的单变量、模型驱动的分析方法。一般地，大脑中某个体素的通用线性模型表达式为

$$y_1 = \beta_1 x_{11} + \beta_2 x_{12} + \cdots + \beta_M x_{1M} + \varepsilon_1$$
$$y_2 = \beta_1 x_{21} + \beta_2 x_{22} + \cdots + \beta_M x_{2M} + \varepsilon_2$$
$$\vdots$$
$$y_N = \beta_1 x_{N1} + \beta_2 x_{N2} + \cdots + \beta_M x_{NM} + \varepsilon_N \tag{3-1}$$

式中，$y_i \in \mathbb{R}^N$ 表示该体素在第 $i$ 个时间点的 tfMRI 信号值，$(x_{1M}, x_{2M}, \cdots, x_{NM})$ 为解释变量，其第一个下标表示时间序列，第二个下标表示解释变量的序号，$(\beta_1, \beta_2, \cdots, \beta_M)$ 为解释变量的权重系数，表示解释变量对信号的贡献度，而 $(\varepsilon_1, \varepsilon_2, \cdots, \varepsilon_N)$ 为服从高斯分布的误差项。式（3-1）改写成矩阵形式为

$$
\begin{bmatrix} y_1 \\ \vdots \\ y_i \\ \vdots \\ y_N \end{bmatrix} = 
\begin{bmatrix} x_{11} & \cdots & x_{1m} & \cdots & x_{1M} \\ \vdots & & \vdots & & \vdots \\ x_{i1} & \cdots & x_{im} & \cdots & x_{iM} \\ \vdots & & \vdots & & \vdots \\ x_{N1} & \cdots & x_{Nm} & \cdots & x_{NM} \end{bmatrix} \cdot
\begin{bmatrix} \beta_1 \\ \vdots \\ \beta_m \\ \vdots \\ \beta_M \end{bmatrix}
\begin{bmatrix} \varepsilon_1 \\ \vdots \\ \varepsilon_i \\ \vdots \\ \varepsilon_N \end{bmatrix} \tag{3-2}
$$

即

$$Y = X\beta + \varepsilon \tag{3-3}$$

式中，$Y$ 为体素的观测信号；$X$ 为设计矩阵，其每一列都是一组解释变量；$\beta$ 为权重值；$\varepsilon$ 为误差项。

具体来说，矢量 $Y$ 是矩阵 $X$ 中的解释变量以 $\beta$ 为权重的线性加权组合，因此通用线性模型的目标为估计的 $\beta$ 的值。通常，$\beta$ 的估计可以表示为

$$\hat{\beta} = (X^{\mathrm{T}}X)^{-1}X^{\mathrm{T}}Y \tag{3-4}$$

当 $X^{\mathrm{T}}X$ 为奇异矩阵的时候，可以使用其伪逆矩阵代替来求解。在矩阵 $X$ 满秩时，该估计服从正态分布：

$$\hat{\beta} \sim N(\beta, \sigma^2(X^{\mathrm{T}}X)^{-1}) \tag{3-5}$$

此时，可使用 T 检验进一步对单个的 $\hat{\beta}_{\mathrm{m}}$ 进行测试，检验其是否显著区别于零或一个特定值 $d$ 以检验该解释变量对观测信号是否具有显著贡献：

$$t_{N-P} = \frac{\hat{\beta}_{\mathrm{m}} - d}{\sigma^2(X^{\mathrm{T}}X)^{-1}}, P = \mathrm{rank}(X) \tag{3-6}$$

类似地，权重值的线性组合服从如下分布：

$$c^{\mathrm{T}}\hat{\beta} \sim (c^{\mathrm{T}}\hat{\beta}, \sigma^2(X^{\mathrm{T}}X)^{-1}c) \tag{3-7}$$

同样可以使用 T 检验对^各变量之间的差异性进行显著性分析：

$$t_{N-P} = \frac{c^{\mathrm{T}}\hat{\beta} - d}{\sqrt{\sigma^2(X^{\mathrm{T}}X)^{-1}c}} \tag{3-8}$$

当式（3-8）统计学显著时，可以认为受检验的解释变量的线性组合对当前体素的观测信号具有显著影响，即该体素在该激励组合下处于激活状态。使用通用线性模型检测到的大脑受到任务刺激产生的激活区域，如图 3-3 所示。作为模型驱动的方法，通用线性模型需要预先假设大脑的响应活动模式，模型分析的效果也依赖于模型假设的准确性。

**2. 主成分分析**

数据驱动的分析方法则不需要预先建立先验模型，而是直接从数据入手，从数据中直接提取大脑的活动模式。主成分分析（Principal Component Analysis，PCA）[17] 是一种比较常见的数据驱动的分析方法。主成分分析通过一个正交的线性变换，把原始信号投影到一个新的坐标系中，使得每个主成分都在最大方差的投影方向上。主成分分析的求解可以使用奇异值分解（Singular Value Decomposition，SVD），其核心思想与主成分分析一致，fMRI 信号（时间序列 $T\times$ 体素 $N$）的奇异值分解可表示为

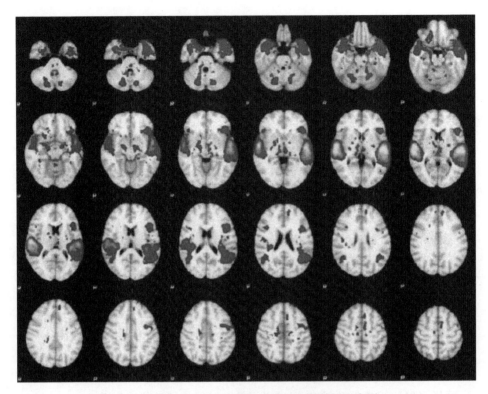

图 3-3　通用线性模型检测大脑激活区域结果示意图

$$X = USV^{\mathrm{T}} \tag{3-9}$$

即

$$X = \sum_{i=1}^{p} S_i\, U_i V_i^{\mathrm{T}} \tag{3-10}$$

式中，$S_i$ 为信号 $X$ 的奇异值；$U_i$ 为第 $i$ 个主成分；$V_i$ 为对应的特征图；$p$ 为设定的主成分数量。

　　通常，对数据方差贡献较小的主成分会被舍弃，而对方差贡献较大的部分则会被保留下来。主成分的数量需要根据经验预先设定，且没有公认的方法决定最优的主成分数量，因此主成分分析通常被用在其他分析方法之前，进行数据预处理和降维处理。

**3. 独立成分分析**

　　独立成分分析（Independent Component Anlysis，ICA）[18]是目前分析 fMRI 数据常用的数据驱动方法。独立成分分析的基本假设为，fMRI 信号是由一组在时间或空间上相互独立的信号分量线性组合而成，因此使用独立成分分析研究 fMRI 数据的过程就是一个对 fMRI 信号进行分解、寻找独立分量的过程。对于

fMRI 信号 $X$（时间序列 $T×$体素 $N$），独立成分分析可以建模为

$$X = AC \tag{3-11}$$

即

$$X = \sum_{i=1}^{N} A_i C_i \tag{3-12}$$

式中，$C_i$ 为第 $i$ 个潜在的信号源（即独立成分）；$A_i$ 为维度为 $T×N$ 的混叠矩阵。按照假设，潜在的信号源之间是相互独立的：

$$P(C_1, C_2, \cdots, C_N) = \prod_{i=1}^{N} P(C_i) \tag{3-13}$$

式中，$P(C_i)$ 为第 $i$ 个信号源的概率。

如果定义 $W$ 为 $A$ 的伪逆矩阵（也称分离矩阵），独立成分的求解即可改写为如下简单的结构：

$$C = WX \tag{3-14}$$

式（3-14）求解的主流方法有使用极大似然估计的自然梯度法（Infomax）和 FastICA（Fixed-Point）算法。根据将 fMRI 数据分解为时间维度上的独立成分或空间维度上的独立成分，独立成分分析又可分为时间独立成分分析（tICA）和空间独立成分分析（sICA）。然而，一些研究表明，独立成分分析的基本假设：大脑 fMRI 信号是由相互独立的信号分量线性组合而成的，是存在瑕疵的，很多大脑功能网络或活动模式之间已被证明存在某种相互联系。从大脑解剖学结构上来说，不同大脑皮层区域之间的神经连接错综复杂，不同大脑网络之间的相互影响具有结构基础；同时，目前领域内的研究还没有足够的神经学或解剖学基础证明不同的大脑功能网络或活动模式之间是统计学独立的。

**4. 聚类分析**

聚类分析（Clustering Analysis）被广泛用于检测 fMRI 信号中的大脑激活模式。聚类分析通常依据大脑体素在时间序列上的相关性将大脑体素分为不同的类，以检测大脑活动的激活区域。常见的聚类分析方法有模糊聚类分析（Fuzzy Clustering Analysis，FCA）、层次聚类分析（Hierarchical Clustering Analysis，HCA）、矢量量化（vector quantization）、自组织映射（self-organizing mapping）等。

模糊 C 均值聚类（Fuzzy C-means Clustering，FMC）是一种可以将 fMRI 数据进行模糊分割聚类的方法[19]。其优化目标为最小化所有聚类中心之间距离的总和：

$$J(M, C) = \sum_{i=1}^{N} \sum_{j=1}^{K} M_{ij}^{\varphi} D_{ij}^2 \tag{3-15}$$

式中，$M_{ij}$ 表示体素 $i$ 属于聚类 $j$ 的概率；$D_{ij}$ 表示体素 $i$ 到聚类 $j$ 的中心 $C_j$ 的距离；$N$ 为大脑体素的数量；$K$ 为初始聚类的数量；$\varphi$ 为权重成分。目标函数 $J$ 满足：

$$\sum_{j=1}^{K} M_{ij} = 1, i = 1, 2, \cdots, N \qquad (3\text{-}16)$$

$$\sum_{j=1}^{K} M_{ij} = 1, i = 1, 2, \cdots, N, M_{ij} \in \left[ 0, 1 \right] \qquad (3\text{-}17)$$

对从属矩阵 $M$ 和聚类中心 $C$ 的求解可以使用 Ruspini 等人提出的方法[20]：

$$M_{ij} = \frac{D_i^{\frac{2}{\varphi-1}}}{\sum_{l=1}^{K} D_{il}^{\frac{2}{\varphi-1}}}, i = 1, 2, \cdots, N, j = 1, 2, \cdots, K \qquad (3\text{-}18)$$

$$C_j = \frac{\sum_{i=1}^{N} M_{ij}^{\varphi} X_i}{\sum_{i=1}^{i-N} M_{ij}^{\varphi}}, i = 1, 2, \cdots, N, j = 1, 2, \cdots, K \qquad (3\text{-}19)$$

式中，$X_i$ 为聚类中心 $C_i$ 的坐标，迭代求解即可得到从属矩阵 $M$ 和所有聚类的中心 $C$。

模糊 $C$ 均值聚类同样存在聚类数量选择的问题，预设不同数量的聚类提取到的大脑激活区域会有较大的差别。

# 3.4 形态学脑网络构建

## 3.4.1 基于群组方式构建

作为一个精密的系统，人类大脑能够在同一时间高效地处理多项任务。研究表明，尽管各个脑区主要功能不同，但是大脑能够快速地将空间分离的脑区集合起来共同完成某项复杂任务。因此，脑区间的连接（connectivity）可以很好地描绘这种功能上整合（integration）和分离（segregation）的运作模式。形态学脑网络（morphological brain network）反映了大脑皮层内灰质形态学的相似性，它在研究大脑异常神经系统疾病中起着关键作用。形态学脑网络首次由 He 等人于 2007 年提出[21]，基于被试群组提取各个脑区的皮层厚度（cortical thickness）作为形态学特征，即每个脑区的皮层厚度可通过群组的方式以使用特征向量表示，因而通过 Pearson 相关即可得到各个脑区间的相关性。通过该方法构建的形态学脑网络具有小世界网络属性，并且与功能脑网络以及解剖脑网络具有相似性。从此，针对形态学脑网络的研究逐渐增多。

受到 He 等人研究的启发，Bassett 等人和 Sanabria-Diaz 等人发现除了脑区的皮层厚度这一形态学特征，利用脑区灰质体积（gray matter volume）[22]和表面积（surface area）[23]也同样可以构建具有意义的形态学脑网络。由于利用不同的形态学特征，因而从不同的形态学分析角度反映了脑区结构的差异性，所以即使是同一组被试，通过不同的形态学特征构建脑网络却能够获取到不同的信息。

## 3.4.2　基于个体方式构建

随着研究的更进一步，以群组的方式来构建形态学脑网络已经不能满足现有的研究需求，尤其以个体差异以及临床应用为主的研究趋势，个体形态学网络构建方法学得到越来越多的拓展。但是，在构建基于群组的形态学脑网络时受限于每个被试只有一个大脑 $T_1$ 图像，所以个体网络构建方法主要集中于数学方法的应用。如 Raj 等人通过 Gibbs 概率模型将脑区单一形态学特征进行扩展，由一个单一数字表示延展为一组数据，从而实现脑区间可以直接进行相关性分析[24]。类似的数学方式还有如 Kong 等人提出的通过概率密度函数（probability density function）来实现脑区形态学特征的向量化[25]。Wang 等人提出利用脑区灰质体积的 Kullback-Leibler 散度来实现脑区间的相关性计算[26]。另有研究提出通过基于体素的形态学方法（Voxel-Based Morphometry，VBM）首先提取各个体素形态学表达，然后利用小波变换（Wavelet Transform，WT）得到体素的分级特征，进而基于该特征计算体素间的连接[27]。除了通过数学方法来实现个体脑区间的连接估计，Tijms 在图像学方面提出了一个新的思路。Tijms 等人[28]基于 T1 图像的高清晰度，抛开脑区的概念，将所有 3×3×3 的 27 个体素定义的体块（cube）作为新的连接节点。这样，每个体块就包含了 27 个体素的灰度信息，从而构成特征向量以实现体块间相关性的计算。Tijms 等人还对体块进行多次 90°旋转以求得两个体块间最大相似性。Yu 等人通过计算脑区间欧氏距离为实现个体形态学脑网络的构建提供了新的方法[29]。

尽管个体形态学脑网络的构建方法已有突破，但目前的方法都只是基于某一个形态学特征来构建网络（如皮层厚度和体素灰度值）。事实上，大脑的形态学结构复杂，现已发现可使用多种形态学特征从多个角度来描述大脑的结构特点。本书作者利用 9 个形态学特征来共同描述脑区结构，并以此构建个体形态学脑网络（具体可见 4.2.1 节）。

# 3.5　功能脑网络和脑连接构建

## 3.5.1　功能脑网络构建

除了构建形态学脑网络，脑区间的相关性分析同样是构建功能连接（Functional Connectivity，FC）的一种常用方法。Biswal 等人于 1995 年首次发现当被试处于静息状态时，左右脑的初级运动区有较高相关性，表明即使在无任务（task-free）时，大脑的各个脑区之间还是存在持续的信息交流[30]。实验通过相关性分析来计算不同脑区甚至体素间的 BOLD 信号相关性得到 FC，用以表征这两个脑区的脑活动的同步性（synchronization）。通过相关性构建 FC 可以细分为基于模型（model-based）与无模型（model-free）。基于模型构建 FC 即着眼于已知脑区或其他特定脑区，这些脑区可以通过现有解剖学知识或脑图谱来确定为感兴趣区（Regions of Interest，ROI），然后计算不同脑区间 FC 或者某一 ROI 与全脑的 BOLD 信号相关性。而无模型则是通过数据驱动（data-driven）的方法来确定整个大脑 FC 的工作模式，例如通过 ICA 方法找到侧重不同功能的本征子网络（intrinsic networks）[31]，如注意网络（Attention Network，AN）[32]和突显网络（Salience Network，SN）[33]等。由于 fMRI 收集的 BOLD 信号是时变信号，因此近年来也有越来越多的 FC 聚焦于动态 FC 的构建来捕捉 FC 的时变信息。滑动窗口分析（sliding window）已经成为一种常用的策略[34]。通过将 BOLD 信号分为多段并对每一段构建 FC 来收集动态信息。然而，窗长的选择是一个不确定因素。因此，有研究发现可以借助小波变换等方法实现 BOLD 信号的时频域分析。BOLD 信号的频谱分析显示，时频分析有望将噪声从神经生理学信号来源中分离出来，将有助于识别感兴趣区之间有意义的差异。Chang 等人在一项相关研究中使用小波变换相干性（Wavelet Transform Coherence，WTC）计算，证明了默认模式网络（Default Mode Network，DMN）和任务脑区之间的相干性在时频域内被显著调制[35]。所有这些研究都表明，它们之间大脑脑区的激活和相关性在其频谱中实际上是异质的，而在时间上具有动态特性。时频域动态功能脑网络尽管在很大程度上挖掘了 BOLD 信号所能提供的信息，但是，目前由于其网络结果过多，状态分析与行为学表现无法对应成为其在疾病应用中的一个主要弊端。

## 3.5.2　功能脑连接构建

功能脑网络在脑机制探索以及多种精神疾病中应用广泛。如 Allen 等人[36]研究发现以海马为种子点的静息态功能脑连接可以辅助作为早期 AD 诊断的一个标志，其主要表现为海马与内侧前额叶、前扣带回、后扣带回、楔前叶以及颞中回的连接显著减弱。其次，双侧海马连接不对称性在早期 AD 患者功能连接中逐渐减弱。当着眼于全脑的功能连接时，可以发现早期 AD 患者在前额叶和顶叶间的连接显著减少，但是前额叶内脑区连接呈现增强趋势，顶叶和枕叶内脑区间连接也发现相似现象。由此，早期 AD 已经呈现出额-顶连接减弱而局部连接增加的趋势。Grady 等人[37]发现正常老化的过程中的静息态功能脑网络也会出现减弱等现象，连接的改变与认知能力的下降有一定的关系，但是在正常老化的群体中，DMN 连接保持较好，表明老年群体的静息态与任务态 fMRI 影像可能呈现出不同的结果。

在近几年的研究中，静息态功能脑网络应用于越来越多的精神类疾病研究。Mulders 等人[38]总结了近几年静息态功能脑网络在抑郁症（Major Depressive Disorder，MDD）中的应用，发现 MDD 患者在 DMN 前部常会出现连接增加，DMN 前部和 SN 之间的连接增强。但是 DMN 前部和后部的连接却出现异常，同时 DMN 后部与中央执行网络（Central Executive Network，CEN）连接减少。Hull 等人[39]则进行了静息态功能脑网络在自闭症中的研究，结果表明 ASD 患者 DMN 相关脑区连接出现异常，本征网络内部连接更为集中，而各个功能网络间的连接则较为稀疏。此外，Sheffield 等人[40]在研究精神分裂症（schizophrenia）患者的静息态功能脑连接时发现患者在丘脑-皮层连接回路中出现显著异常，并且在任务相关（task-positive）以及任务无关（task-negative）的子网络均出现失连的现象。但是研究并没有发现具体连接的减少或者增多与患者行为学的表现有关。Koch 等人[41]在创伤后遗症（Posttraumatic Stress Disorder，PTSD）患者前扣带回腹侧（Ventral Anterior Cingulate Cortex，VACC）、海马旁回、杏仁核发现其相关连接均呈现增加的趋势，脑岛以及额中回（Middle Frontal Gyrus，MFG）区的连接则明显减少。除此之外，SN 内连接明显增强，DMN 内连接显著减弱，这一发现也对应了 PTSD 患者的行为学表现。综上所述，静息态功能脑连接可以作为反映脑机制以及精神类疾病病理机制的重要影像学特征之一。

## 3.6 本章小结

本章主要介绍功能和形态学 MRI 的处理方法，包括预处理方法和脑网络构建方法。其中，fMRI 的预处理较为复杂，常采用 PCA、ICA 和聚类等算法完成。而在脑网络构建方面，基于形态学 MRI 构建个体脑网络则更为烦琐，且目前尚在探索阶段。

## 参 考 文 献

［1］ MORRIS J C. The Clinical Dementia Rating（CDR）：current version and scoring rules ［J］. Neurology，1993.

［2］ MORRIS J C，STORANDT M，MILLER J P，et al. Mild cognitive impairment represents early-stage Alzheimer disease ［J］. Archives of Neurology，2001，58（3）：397-405.

［3］ YAMASHITA K，YOSHIURA T，HIWATASHI A，et al. Volumetric asymmetry and differential aging effect of the human caudate nucleus in normal individuals：a prospective MR imaging study

［J］. Journal of Neuroimaging, 2011, 21 (1)：34-37.

［4］ Friston K J. Functional and effective connectivity：a review ［J］. Brain connectivity, 2011, 1 (1)：13-36.

［5］ GREICIUS M. Resting-state functional connectivity in neuropsychiatric disorders ［J］. Current o-pinion in neurology, 2008, 21 (4)：424-430.

［6］ ZHOU Y, SHU N, LIU Y, et al. Altered resting-state functional connectivity and anatomical connectivity of hippocampus in schizophrenia ［J］. Schizophrenia research, 2008, 100 (1-3)：120-132.

［7］ VERCAMMEN A, KNEGTERING H, DEN BOER J A, et al. Auditory hallucinations in schizo-phrenia are associated with reduced functional connectivity of the temporo-parietal area ［J］. Biological psychiatry, 2010, 67 (10)：912-918.

［8］ MCKEOWN M J, SEJNOWSKI T J. Independent component analysis of fMRI data：examining the assumptions ［J］. Human brain mapping, 1998, 6 (5-6)：368-372.

［9］ CAMCHONG J, MACDONALDIII A W, MUELLER B A, et al. Changes in resting functional connectivity during abstinence in stimulant use disorder：a preliminary comparison of relapsers and abstainers ［J］. Drug and alcohol dependence, 2014, 139：145-151.

［10］ SORG C, RIEDL V, PERNECZKY R, et al. Impact of Alzheimer's disease on the functional connectivity of spontaneous brain activity ［J］. Current Alzheimer Research, 2009, 6 (6)：541-553.

［11］ NORMAN K A, POLYN S M, DETRE G J, et al. Beyond mind-reading：multi-voxel pattern analysis of fMRI data ［J］. Trends in cognitive sciences, 2006, 10 (9)：424-430.

［12］ HAXBY J V, HOFFMAN E A, GOBBINIM I. Human neural systems for face recognition and social communication ［J］. Biological psychiatry, 2002, 51 (1)：59-67.

［13］ LEBRETON M, BAVARD S, DAUNIZEAUJ, et al. Assessing inter-individual differences with task-related functional neuroimaging ［J］. Nature Human Behaviour, 2019, 3 (9)：897-905.

［14］ LIU Y, WANG K, CHUNSHUI Y U, et al. Regional homogeneity, functional connectivity and imaging markers of Alzheimer's disease：a review of resting-state fMRI studies ［J］. Neuropsy-chologia, 2008, 46 (6)：1648-1656.

［15］ LI K, GUO L, NIE J, et al. Review of methods for functional brain connectivity detection using fMRI ［J］. Computerized medical imaging and graphics, 2009, 33 (2)：131-139.

［16］ MADSEN H, THYREGOD P. Introduction to general and generalized linear models ［M］. Boca Raton：CRC Press, 2010.

［17］ VIVIANI R, GRÖN G, SPITZER M. Functional principal component analysis of fMRI data ［J］. Hum Brain Mapp. 2005, 24 (2)：109-129.

［18］ RAJAPAKSE J C, TAN C L, ZHENG X, et al. Exploratory analysis of brain connectivity with ICA ［J］. IEEE engineering in medicine and biology magazine, 2006, 25 (2)：102-111.

［19］ CHAIRA T. A novel intuitionistic fuzzy C means clustering algorithm and its application to medi-cal images ［J］. Applied soft computing, 2011, 11 (2)：1711-1717.

［20］ RUSPINI E H, BEZDEK J C, KELLER J M. Fuzzy clustering: A historical perspective ［J］. IEEE Computational Intelligence Magazine, 2019, 14 （1）: 45-55.

［21］ HE Y, CHEN Z J, EVANS A C. Small-world anatomical networks in the human brain revealed by cortical thickness from MRI ［J］. Cerebral Cortex, 2007, 17 （10）: 2407-2419.

［22］ BASSETT D S, BULLMORE E, VERCHINSKI B A, et al. Hierarchical organization of human cortical networks in health and schizophrenia ［J］. The Journal of Neuroscience, 2008, 28 （37）: 9239-9248.

［23］ SANABRIA-DIAZ G, MELIE-GARCÍA L, ITURRIA -MEDINA Y, et al. Surface area and cortical thickness descriptors reveal different attributes of the structural human brain networks ［J］. Neuroimage, 2010, 50 （4）: 1497-1510.

［24］ RAJ A, MUELLER S G, YOUNG K, et al. Network-level analysis of cortical thickness of the epileptic brain ［J］. Neuroimage, 2010, 52 （4）: 1302-1313.

［25］ KONG X Z, LIU Z, HUANG L, et al. Mapping Individual Brain Networks Using Statistical Similarity in Regional Morphology from MRI ［J］. Plos One, 2015, 10 （11）: e0141840.

［26］ WANG X-H, JIAO Y, LI L. Diagnostic model for attention-deficit hyperactivity disorder based on interregional morphological connectivity ［J］. Neuroscience Letters, 2018, 685: 30-34.

［27］ WANG H, JIN X, ZHANG Y, et al. Single-subject morphological brain networks: connectivity mapping, topological characterization and test-retest reliability ［J］. Brain Behavior, 2016, 6 （4）: e00448.

［28］ TIJMS B M, SERIES P, WILLSHAW D J, et al. Similarity-based extraction of individual networks from gray matter MRI scans ［J］. Cerebral Cortex, 2012, 22 （7）: 1530-1541.

［29］ YU K, WANG X, LI Q, et al. Individual morphological brain network construction based on multivariate euclidean distances between brain regions ［J］. Frontiers in Human Neuroscience, 2018, 12.

［30］ BISWAL B, ZERRIN YETKIN F, HAUGHTON V M, et al. Functional connectivity in the motor cortex of resting human brain using echo-planar MRI ［J］. Magnetic resonance in medicine, 1995, 34 （4）: 537-541.

［31］ KIM J, CRIAUD M, CHO S S, et al. Abnormal intrinsic brain functional network dynamics in Parkinson's disease ［J］. Brain, 2017, 140 （11）: 2955-2967.

［32］ SáNCHEZ-PéREZ N, INUGGI A, CASTILLO A, et al. Computer-based cognitive training improves brain functional connectivity in the attentional networks: a study with primary school-aged children ［J］. Frontiers in behavioral neuroscience, 2019, 13: 247.

［33］ SNYDER W, UDDIN L Q, NOMI J S. Dynamic functional connectivity profile of the salience network across the life span ［J］. Human brain mapping, 2021, 42 （14）: 4740-4749.

［34］ SHAKIL S, LEE C H, KEILHOLZ S D. Evaluation of sliding window correlation performance for characterizing dynamic functional connectivity and brain states ［J］. Neuroimage, 2016, 133: 111-128.

［35］ CHANG C, METZGER C D, GLOVER G H, et al. Association between heart rate variability and fluctuations in resting-state functional connectivity [J]. Neuroimage, 2013, 68: 93-104.

[36] ALLEN G, BARNARD H, MCCOLLR, et al. Reduced hippocampal functional connectivity in Alzheimer disease [J]. Archives of neurology, 2007, 64 (10): 1482-1487.

[37] GRADY C L, MCINTOSH A R, CRAIK F I M. Age-related differences in the functional connectivity of the hippocampus during memory encoding [J]. Hippocampus, 2003, 13 (5): 572-586.

[38] MULDERS P C, VAN EIJNDHOVEN P F, SCHENE A H, et al. Resting-state functional connectivity in major depressive disorder: a review [J]. Neuroscience & Biobehavioral Reviews, 2015, 56: 330-344.

[39] HULL J V, DOKOVNA L B, JACOKES ZJ, et al. Resting-state functional connectivity in autism spectrum disorders: a review [J]. Frontiers in psychiatry, 2017, 7: 205.

[40] SHEFFIELD J M, BARCH DM. Cognition and resting-state functional connectivity in schizophrenia [J]. Neuroscience & Biobehavioral Reviews, 2016, 61: 108-120.

[41] KOCH S B J, VAN ZUIDEN M, NAWIJNL, et al. Aberrant resting-state brain activity in post-traumatic stress disorder: A meta-analysis and systematic review [J]. Depression and anxiety, 2016, 33 (7): 592-605.

# 基于网络的脑磁共振成像分析方法

## 4.1　基于图论的网络分析方法

图论（graph theory）起源于一个非常经典的问题——柯尼斯堡（Konigsberg）问题。1738 年，瑞士数学家欧拉（Leornhard Euler）解决了柯尼斯堡问题，由此图论诞生，欧拉也成为图论的创始人。图论中的图是由若干给定的点及连接两点的线所构成的图形，这种图形通常用来描述某些事物之间的某种特定关系，用点代表事物，用连接两点的线表示相应两个事物间具有这种关系。

### 4.1.1　图论分析方法概述

在脑网络构建完成后，如何准确解读其中包含的重要信息又成为另一个亟待解决的问题。图论是一种用来分析网络拓扑结构的工具，它提供了一种量化的拓扑结构分析方式，从而可以将一个复杂的网络图形归纳为具有代表性且易于计算的数学表达式。因此，利用图论对脑网络进行分析不仅可以实现对脑网络拓扑结构的探索，同时利用这种量化的表示方式，也让疾病诊断有了更为直观的方式。

利用图论对脑网络进行分析首先要将各个脑区及其连接抽象为节点（node）与边（edge）组成的图像，节点即为脑区，边即为脑区间的连接，如图 4-1 所示。在此基础上，即可对网络结构进行不同程度的抽象运算，接下来将简要介绍脑网络拓扑结构分析所涉及的重要概念。

### 4.1.2　基于图论的脑网络特征分析

#### 1. 稀疏度

稀疏度（sparsity）是表示网络实际连接数量与全连时连接数量之比的一个度量（见图 4-1）。每一个稀疏度对应一个确定的相关系数阈值，因此将低于该阈值的连接设为 0，将高于该阈值的连接设为 1，即可实现网络的二值化。目前，是否存在一个稀疏度就可以使二值化后的脑网络能够准确反映其实际连接状态以及该如何选择这个稀疏度，在脑网络的研究中仍然是一个正在探索的问题[1]。

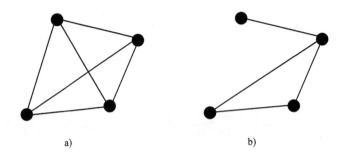

图 4-1　网络连接示意图

a）全连网络　b）实际网络

现研究基本遵循以下两个原则选择稀疏度：

1）确保没有孤立的脑区；

2）确保冗余连接最少。

**2. 网络测度**

脑网络的拓扑结构通常可由节点度（node degree）$k_i$、聚类系数（clustering coefficient）$C_p$ 和特征路径长度（characteristic path length）$L_p$ 来描述。

（1）节点度

网络中某个节点 $i$ 的度值 $k_i$ 表示与节点 $i$ 直接相连的连接数量。因此，某个节点的度值越大，该节点在网络中的地位越重要。

（2）聚类系数

节点的聚类系数（$C_i$）则反映了某个节点 $i$ 的相邻节点互相连接的可能性。表示为

$$C_i = \frac{2e_i}{k_i(k_i - 1)} \tag{4-1}$$

式（4-1）中 $e_i$ 表示节点 $i$ 相邻节点间实际的连接数量，$k_i(k_i - 1)/2$ 则表示了节点 $i$ 相邻节点间理论上存在的最大连接数量。研究中常用网络全局的聚类系数（$C_p$）来反映网络局部信息整合的能力。

$$C_p \leqslant C_i \geqslant \frac{1}{N}\sum C_i \tag{4-2}$$

式（4-2）中 $N$ 表示网络中节点总数。

（3）特征路径

在一个网络中，节点与节点间的连接基本都存在一个最优路径（$L_i$），通过它可以实现更快速地信息传递，从而达到系统资源的节省。特征路径长度（$L_p$）则是从全局考虑节点间的最优路径，即网络中任意两个节点间最优路径的平均值。

**3. 核心节点**

中介性

节点的中介性（betweenness）$BC_i$ 表示任意两个节点间最短路径通过该节点的数量，该特征反映了节点 $i$ 在整个网络信息流动中的重要性。因此，当一个节点的中介性较高时也可称该节点为核心节点（hub）。

**4. 网络属性**

（1）小世界属性

在模拟网络连接时，常用到规则网络和随机网络（如图 4-2 所示）。从网络测度的角度来看，规则网络表示该网络有较高的聚类系数 $C_p$，其特征路径 $L_p$ 较长，而随机网络虽然有较短的特征路径长度，但是其聚类系数较大。

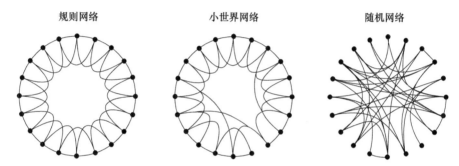

规则网络　　　　　小世界网络　　　　　随机网络

图 4-2　规则网络、小世界网络和随机网络示意图

1998 年，Watts 等人发现真实世界的网络往往同时具有规则网络和随机网络的统计特性，即小世界网络[2]（见图 4-2）。该网络与同等随机网络（具有相同节点数和连接数）相比虽然具有相似的特征路径 $L_p$，但是却具有更高的聚类系数 $C_p$。因此，小世界属性（small-worldness）可以用数学式表达为

$$\gamma = \frac{C_p^{\text{real}}}{C_p^{\text{random}}} > 1, \lambda = \frac{L_p^{\text{real}}}{L_p^{\text{random}}} \approx 1 \tag{4-3}$$

合并为一个表达式：

$$\sigma = \frac{\gamma}{\lambda} > 1 \tag{4-4}$$

（2）模块化属性

网络的模块结构（modular structure）表示可根据节点间连接强弱或多少将网络分为不同的模块（module）。这些模块需要满足以下两个条件：

1）模块间连接较弱；

2）模块内连接较强。

如图 4-3 所示，根据上述两个条件可将网络分为两个模块。为了量化对网络

的模块划分是否达到最优化，Girvan 和 Newman 于 2004 年提出可以利用模块度（modularity）$Q$ 来量化模块划分是否合理[3]。在实际应用中，一般认为 $Q$ 值大于 0.3 即表示该划分方案可行。

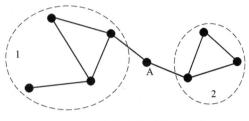

图 4-3　网络模块化属性示意图

（3）rich-club 属性

网络中某个节点 $i$ 的节点度较高则说明与该节点相连的节点数量较多，因而称这类节点为 rich 节点。研究发现，一个网络中 rich 节点间通常也是互相连通的，并且 rich 节点间的连接相较于 rich 节点与非 rich 节点间的连接会更加紧密。于是，Van Den Heuvel 等人提出一种在脑网络中普遍存在的现象：rich-club[4]，该属性可用数学表达式表示为

$$\phi(k) = \frac{2 \times E_{>k}}{N_{>k}(N_{>k} - 1)} \tag{4-5}$$

式中，$k$ 表示当前节点度，节点度小于 $k$ 的节点被排除；$E_{>k}$ 表示剩余的连接变数；$N_{>k}$ 表示剩余的节点个数。

由于当 $k$ 改变时，随机网络的 rich-club 属性也会呈现出与脑网络相同的改变趋势，所以，需要对式（4-5）式进行标准化，表达式如下：

$$\phi_{\mathrm{norm}}(k) = \frac{\phi(k)}{\phi_{random}(k)} \tag{4-6}$$

## 4.2　应用案例

### 4.2.1　基于多种形态学特征构建个体形态学脑网络

**1. 数据来源**

本研究在公开数据库 OASIS 中选择了 55 名右利手的健康被试。其中包括 24 名年龄跨度为 20 岁到 29 岁的男性被试（平均年龄 22.92 岁，标准差 2.89 岁）和 31 名年龄跨度为 20 岁到 28 岁的女性被试（平均年龄 21.71 岁，标准差 2.19 岁）。所有被试无精神类疾病，也无精神类药物史。更详细被试信息可参考文献[5]。

所有被试的 $T_1$ 加权像均通过西门子 Vision（1.5T）扫描仪进行影像数据采集。每一个被试都经过 3~4 次扫描。具体数据采集参数为：MP-RAGE 序列，重复时间（repetition time）$T_R = 9.7\mathrm{ms}$，回波时间（time of echo）$T_E = 4.0\mathrm{ms}$，反转时间（inversion time）$T_I = 20\mathrm{ms}$，翻转角（flip angle）$F_A = 10°$，分辨率 $= 1 \times 1 \times 1.23\mathrm{mm}^3$，

全脑无间隔扫描 128 层。每次扫描图像都已经过初步头动校正，然后对 3 次或 4 次图像取平均作为被试的原始图像。更多 MRI 信息可参考文献［5］。

**2. 数据预处理**

所有图像的预处理均由 FreeSurfer（5.3.0）完成。FreeSurfer 的处理流程主要包括：

1）将个体原始图像线性配准到 Talairach 空间；

2）不均匀场校正；

3）将颅骨、头皮等非脑组织结构剥离；

4）将大脑分割为灰质、白质和脑脊液等组织；

5）白质外表面与灰质外表面间分别形成皮层图像的内表面和外表面；

6）利用顶点（vertex）作为皮层图像分析基本单元（如图 4-4 所示），利用皮层图像内表面与外表面顶点完成形态学特征提取，如灰质体积、皮层厚度、表面积、复杂度等；

7）将 Desikan-Killiany 脑图谱中各个脑区对应的所有顶点形态学特征重新整合，从而得到各个脑区的形态学特征。

Desikan-Killiany 脑图谱主要是依据皮层的沟（sulcus）、回（gyrus）结构将两个半脑的皮层分别划分为 34 个脑区，各个脑区名称及英文缩写见表 4-1。预处理流程示意图如图 4-5 所示。

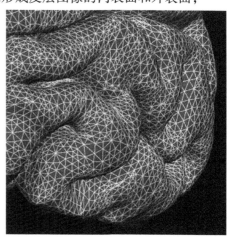

图 4-4 FreeSurfer 皮层图像顶点（vertex）示意图

**表 4-1 Desikan-Killiany 脑图谱皮层脑区中英文名称及英文简写**

| 标号 | 英文名称 | 脑区名称 | 英文缩写 |
|------|---------|---------|---------|
| 1，2 | Bank of the superior temporal sulcus | 颞上回后部 | BSTS |
| 3，4 | Caudal anterior cingulate | 前扣带回上部 | CAC |
| 5，6 | Caudal middle frontal | 额中回上部 | CMF |
| 7，8 | Cuneus | 楔叶 | CUN |
| 9，10 | Entorhinal | 内嗅皮质 | ENT |
| 11，12 | Fusiform gyrus | 梭状回 | FUSI |
| 13，14 | Inferior parietal gyrus | 顶叶下回 | IPG |
| 15，16 | Inferior temporal gyrus | 颞下回 | ITG |

（续）

| 标号 | 英文名称 | 脑区名称 | 英文缩写 |
|---|---|---|---|
| 17，18 | Isthmus of the cingulate | 扣带回峡部 | ISTC |
| 19，20 | Lateral occipital | 枕叶外侧 | LOCC |
| 21，22 | Lateral orbitofrontal | 外侧眶额 | LOF |
| 23，24 | Lingual gyrus | 舌回 | LING |
| 25，26 | Medial orbitofrontal | 内侧眶额 | MOF |
| 27，28 | Middle temporal gyrus | 颞中回 | MTG |
| 29，30 | Parahippocampal gyrus | 海马旁回 | PHG |
| 31，32 | Paracentral lobule | 旁中央小叶 | PARC |
| 33，34 | Pars opercularis | 额下回后部 | POPE |
| 35，36 | Pars orbitalis | 额下回眶部 | PORB |
| 37，38 | Pars triangularis | 额下回三角部 | PTRI |
| 39，40 | Pericalcarine | 距状旁回 | PERI |
| 41，42 | Postcentral gyrus | 中央后回 | PSTC |
| 43，44 | Posterior cingulate gyrus | 扣带回后部 | PCG |
| 45，46 | Precentral gyrus | 中央前回 | PREC |
| 47，48 | Precuneus | 楔前叶 | PCUN |
| 49，50 | Rostral anterior cingulate | 前扣带回后部 | RAC |
| 51，52 | Rostral middle frontal | 额中回下部 | RMF |
| 53，54 | Superior frontal gyrus | 额上回 | SFG |
| 55，56 | Superior parietal gyrus | 顶叶上回 | SPG |
| 57，58 | Superior temporal gyrus | 颞上回 | STG |
| 59，60 | Supramarginal gyrus | 缘上回 | SMAR |
| 61，62 | Frontal pole | 额极 | FP |
| 63，64 | Temporal pole | 颞极 | TP |
| 65，66 | Transverse temporal | 颞横回 | TT |
| 67，68 | Insula | 脑岛 | INS |

本研究共利用 9 个形态学特征构建个体形态学脑网络。分别是①脑区顶点个数；②灰质体积；③表面积；④皮层厚度；⑤皮层厚度标准差；⑥平均曲率（mean curvature）；⑦高斯曲率（gauss curvature）；⑧曲率指标（curvature in-

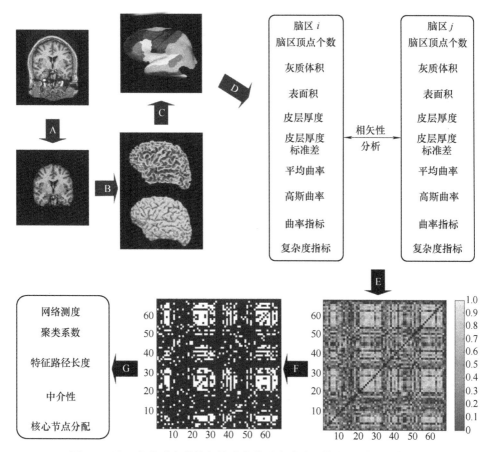

图 4-5  基于多种形态学特征构建个体形态学脑网络流程图（见彩插）

dex）；⑨复杂度指标（fold index）。其中，特征①和②即各个脑区中顶点和体素的数量。表面积为该脑区内顶点面积之和。皮层厚度为皮层内、外表面对应顶点间距离的平均值。平均曲率是每个顶点内切圆半径的倒数。而高斯曲率则是每个顶点主曲率的乘积，是曲率的内在度量。复杂度指数反映了沟、回结构内顶点数之比。为消除形变带来的影响，所有形态学特征均是在被试原始空间完成计算的。

### 3. 二值个体形态学脑网络构建

因为各个形态学特征存在数量级上的显著差别（$10^{-2} \sim 10^{3}$），所以本研究中全部形态学特征是以 z 分数（z score）的形式来进行后续计算。z 分数的计算是各个特征值先减去其所有脑区的平均值再除以标准差。该步骤由 SPSS（v22.0）完成。为了构建个体形态学脑网络，本研究现将各个脑区的 9 个形态学特征组合为 1 个特征向量（见图 4-5）。因此，脑区间的连接则可用过计算脑区间特征向量的 Pearson 相关得到。为了能够更好地说明该个体形态学脑网络构建方法的可行性，本研究将网络进一步二值化。尽管负相关的生理学机制仍在探索中，但为了能够在后续网络拓扑结构分析中保留负相关对网络结构的影响，本研究在做二值化处理前先对相关系数取绝对值以保留连接强度。

**4. 图论分析**

该网络所有网络特征计算均由 Brain Connectivity Toolbox（BCT，https：//www. nitrc. org /projects/bct/）以及 Graph-Theoretical Network Analysis（GRETNA）完成。核心节点分布示意图由 BrainNet Viewer（https：//www. nitrc. org/projects/bnv/）工具包完成。

（1）稀疏度选择

基于稀疏度选择原则，本研究采用了稀疏度 13% 来实现脑网络的二值化，并在此基础上计算脑网络的拓扑特征。为了能够更好地描述组间差异，本研究以 1% 为步长计算稀疏度从 13% 到 40% 的全局网络特征。

（2）核心节点

在本研究中，因为各个被试在每个稀疏度下都会得到不同的核心节点结果，我们提出两种方法来确定网络的核心节点：①计算每个被试的核心节点，即针对每个被试计算其各个节点在所有稀疏度下的 $BC_i$，然后取其平均值，以此得到最终的节点中介性；②计算每个稀疏度下的核心节点，即在每个稀疏度下计算各个被试所有点的 $BC_i$，然后关于所有被试计算平均值，以此得到最终的节点中介性。在得到统一的节点中介性后，核心节点的中介性需要大于均值与标准差之和。

（3）鲁棒性

为研究该方法的鲁棒性，我们首先计算了各个形态学特征的鲁棒性。鲁棒性由组内相关系数（Intraclass Correlation Coefficient，ICC）表达。ICC 是由 Mcgraw 和 Wong 于 1966 年首次提出，主要计算了组间特征方差与组间和组内方差和之比：

$$ICC = \frac{\sigma^2_{between}}{\sigma^2_{between} + \sigma^2_{within}} \tag{4-7}$$

如果同一被试不同次扫描图像参数计算结果是一致的，那么 ICC 将会接近。一般来说，ICC 计算结果大于 0.75 即非常好，如果结果在 0.6~0.75 则可接受。本研究中，ICC 是通过 SPSS 中"Reliability Analysis"完成。

**5. 研究结果**

在构建个体形态学网络之前，本研究先对 9 个所选形态学特征进行了鲁棒性测试，结果如下：

1）脑区顶点个数（ICC = 0.95，$p = 3.1 \times 10^{-4}$）；

2）灰质体积（ICC=0.96，$p=1.6×10^{-4}$）；

3）表面积（ICC=0.99，$p=7.3×10^{-6}$）；

4）皮质厚度（ICC=0.73，$p=5.3×10^{-2}$）；

5）皮质厚度标准差（ICC=0.94，$p=6.3×10^{-4}$）；

6）平均曲率（ICC=0.80，$p=2.4×10^{-2}$）；

7）高斯曲率（ICC=0.68，$p=7.6×10^{-2}$）；

8）曲率指标（ICC=0.36，$p=0.29$）；

9）复杂度指标（ICC=0.73，$p=0.76$）。

其中，脑区顶点个数、平均曲率、表面积、灰质体积和皮质厚度标准差呈现出显著的可靠性。高斯曲率和皮质厚度的鲁棒性也在可接受范围内。然而，复杂度和曲率指标的鲁棒性结果无法达到可接受的标准。因此，本研究后续将仅使用上述 7 个形态学特征来完成个体脑网络的构建。本研究稀疏度范围为 20%~40%，步长为 1%。

（1）小世界属性

首先，本研究基于各个被试分别计算其聚类系数（$C_p$）和特征路径长度（$L_p$），并计算出与各个被试相对应的随机网络的进行比较。如图 4-6a 和 4-6b 所示，不同稀疏度下的 $C_p$ 和 $L_p$ 差别由误差条表示。然后，本研究还基于各个稀疏度分别计算了 $C_p$、$L_p$ 和小世界属性（如图 4-6c~4-6f 所示）。

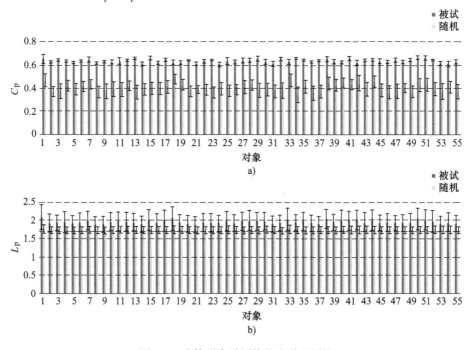

图 4-6　个体形态学网络的小世界属性

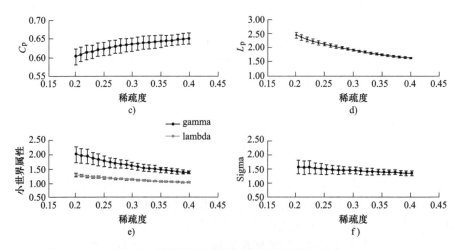

图 4-6 个体形态学网络的小世界属性（续）

双样本 t 检验结果表明（$C_p$ 的 $p = 1.14 \times 10^{-11}$，$L_p$ 的 $p = 6.15 \times 10^{-3}$，均经过 FDR 校正），被试的 $C_p$ 和 $L_p$ 在整个稀疏度选择范围中均显著高于其对应随机网络的 $C_p$ 和 $L_p$。同样地，$\gamma$ 在整个稀疏度选择范围也是全部大于 1（最大值为 1.99，最小值为 1.37），$\lambda$ 则接近于 1（最大值为 1.28，最小值为 1.02）。综上结果表明各个被试的脑网路在所有稀疏度下普遍存在。随着稀疏度的改变，$C_p$、$L_p$ 及所有小世界属性均随之变化的趋势与先前研究结果类似。

为方便与先前个体、群体形态学网络和功能网络研究结果做对比，本研究针对稀疏度 23% 做了更为详细的小世界属性探索。见表 4-2，群体形态学脑网络和功能脑网络结果与本研究相比较小，但个体形态学脑网络结果相似，尤其是 Kong 的研究[6]。这表明，基于个体构建的脑网络可能因为更好的保留了个体信息，从而网络拓扑结构会显示出更强的功能分离与功能整合。

表 4-2 形态学脑网络特征与前期研究比较

| 研究 | 图像特征 | $N$ | $C_p$ | $L_p$ | $\gamma$ | $\lambda$ | $\sigma$ | $s$ |
|------|---------|-----|-------|-------|----------|-----------|----------|-----|
| | | 个体形态学脑网络 | | | | | | |
| 本研究 | 多种形态学特征 | 68 | 0.62 | 2.23 | 1.81 | 1.22 | 1.52 | 23% |
| 文献 [6] | 概率密度函数 | 90 | 0.66 | 1.92 | 1.74 | 1.15 | 1.50 | 23% |
| 文献 [7] | 体素灰度值 | 6982 | 0.53 | 1.86 | 1.35 | 1.05 | 1.50 | 23% |
| | | 群组形态学脑网络 | | | | | | |
| 文献 [8] | 皮层厚度 | 54 | NR | NR | ≈1.5 | ≈1.15 | ≈1.30 | 23% |
| 文献 [9] | 灰质体积 | 90 | ≈0.26 | NR | ≈1.20 | ≈1.03 | ≈1.17 | 23% |
| 文献 [10] | 表面积 | 82 | ≈0.30 | ≈1.81 | NR | NR | ≈1.28 | 22% |
| | 皮层厚度 | 82 | ≈0.29 | ≈1.81 | NR | NR | ≈1.23 | 22% |

（2）核心节点

在本研究中，探究个体形态学脑网络的核心节点分布将从两种角度开展：

1）不同稀疏度下核心节点分布；

2）不同被试的核心节点分布。

首先，我们计算不同稀疏度对核心节点分布带来的影响。在各个稀疏度下，所有节点的 $BC_i$ 是基于全部被试的平均值而计算的。本研究只选取了整个稀疏度跨度（13%~40%稀疏度）在20%以上的节点为基于稀疏度选择的群组核心节点。因而，共有12个节点以此被判定为基于稀疏度选择的群组核心节点（如图4-7和表4-3所示）：双侧内嗅皮质，其中左侧100.00%，右侧85.71%；双侧颞上回，其中左侧95.24%，右侧100.00%；双侧枕外侧回，其中左侧71.43%，右侧100.00%；双侧额极，其中左侧71.43%，右侧28.57%；左侧额中回尾部为100.00%；左侧前扣带回后部为71.43%；左侧扣带回峡部为33.33%；左侧海马旁回为33.33%。

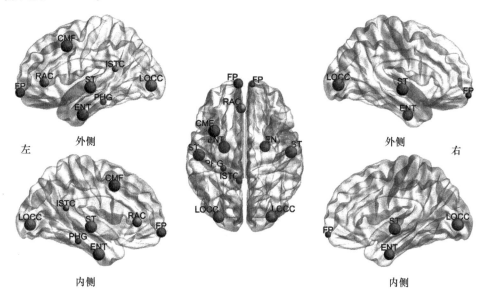

图 4-7 基于稀疏度选择群组核心节点

（见彩插，红色代表额叶脑区，绿色代表颞叶脑区，蓝色代表枕叶脑区，黄色代表扣带回）

表4-3 各个节点作为核心节点的稀疏度占比

| 左侧脑区 | 稀疏度占比 | 右侧脑区 | 稀疏度占比 |
| --- | --- | --- | --- |
| BSTS_L | 0% | BSTS_R | 24% |
| CAC_L | 0% | CAC_R | 0% |
| CMF_L | 100% | CMF_R | 100% |

（续）

| 左侧脑区 | 稀疏度占比 | 右侧脑区 | 稀疏度占比 |
|---|---|---|---|
| CUN_L | 62% | CUN_R | 57% |
| ENT_L | 0% | ENT_R | 0% |
| FUSI_L | 0% | FUSI_R | 0% |
| IP_L | 0% | IP_R | 0% |
| IT_L | 24% | IT_R | 86% |
| ISTC_L | 0% | ISTC_R | 0% |
| LOCC_L | 67% | LOCC_R | 14% |
| LOF_L | 0% | LOF_R | 0% |
| LING_L | 90% | LING_R | 38% |
| MOF_L | 0% | MOF_R | 0% |
| MT_L | 5% | MT_R | 24% |
| PHG_L | 5% | PHG_R | 0% |
| PARC_L | 5% | PARC_R | 24% |
| POPE_L | 67% | POPE_R | 0% |
| PORB_L | 0% | PORB_R | 0% |
| PTRI_L | 0% | PTRI_R | 0% |
| PERI_L | 0% | PERI_R | 38% |
| PSTC_L | 0% | PSTC_R | 0% |
| PC_L | 0% | PC_R | 0% |
| PREC_L | 0% | PREC_R | 0% |
| PCUN_L | 0% | PCUN_R | 0% |
| RAC_L | 0% | RAC_R | 0% |
| RMF_L | 0% | RMF_R | 0% |
| SF_L | 0% | SF_R | 0% |
| SP_L | 0% | SP_R | 0% |
| ST_L | 100% | ST_R | 100% |
| SMAR_L | 0% | SMAR_R | 0% |
| FP_L | 0% | FP_R | 0% |
| TP_L | 0% | TP_R | 0% |
| TT_L | 0% | TT_R | 0% |
| INS_L | 38% | INS_R | 33% |

其次，本研究针对不同个体对核心节点判定的影响也做了相关探索。在计算

每个被试核心节点时，我们是将所有稀疏度下（13%~40%稀疏度，步长1%）$BC_i$的平均值作为该节点的中介性指标来确定每个被试的核心节点。基于被试选择的群组核心节点的选择是通过有20%以上被试都有此核心节点来判定的。共有14个节点筛选为基于被试选择的群组核心节点（如图4-8和表4-4所示）：双侧颞上回，其中左侧54.55%，右侧43.64%；双侧额中回，其中左侧38.18%，右侧27.27%；双侧内嗅皮质，其中左侧38.18%，右侧25.45%；双侧枕外侧回，其中左侧32.73%，右侧38.18%；双侧海马旁回，其中左侧23.64%，右侧29.09%，左侧扣带回峡部为27.27%；左侧前扣带回后部为23.64%；左侧额极为23.64%；左侧颞下回为21.82%。

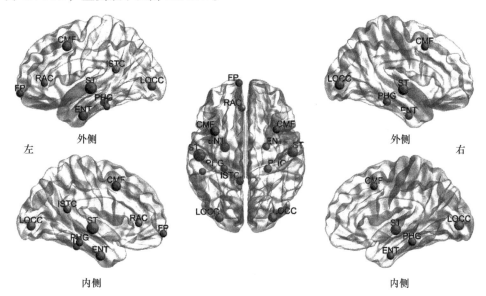

图 4-8　基于被试选择群组核心节点

（见彩插，红色代表额叶脑区，绿色代表颞叶脑区，蓝色代表枕叶脑区，黄色代表扣带回）

表 4-4　各个节点作为核心节点的被试占比

| 左侧脑区 | 被试占比 | 右侧脑区 | 被试占比 |
| --- | --- | --- | --- |
| BSTS_L | 18% | BSTS_R | 21% |
| CAC_L | 3% | CAC_R | 0% |
| CMF_L | 52% | CMF_R | 64% |
| CUN_L | 27% | CUN_R | 24% |
| ENT_L | 6% | ENT_R | 9% |
| FUSI_L | 6% | FUSI_R | 21% |
| IP_L | 0% | IP_R | 0% |

（续）

| 左侧脑区 | 被试占比 | 右侧脑区 | 被试占比 |
| --- | --- | --- | --- |
| IT_L | 18% | IT_R | 30% |
| ISTC_L | 0% | ISTC_R | 3% |
| LOCC_L | 36% | LOCC_R | 33% |
| LOF_L | 6% | LOF_R | 15% |
| LING_L | 42% | LING_R | 30% |
| MOF_L | 15% | MOF_R | 9% |
| PHG_L | 15% | PHG_R | 6% |
| MT_L | 6% | MT_R | 18% |
| PARC_L | 15% | PARC_R | 27% |
| POPE_L | 27% | POPE_R | 18% |
| PORB_L | 3% | PORB_R | 0% |
| PTRI_L | 12% | PTRI_R | 6% |
| PERI_L | 21% | PERI_R | 21% |
| PSTC_L | 9% | PSTC_R | 12% |
| PC_L | 3% | PC_R | 0% |
| PREC_L | 3% | PREC_R | 0% |
| PCUN_L | 3% | PCUN_R | 0% |
| RAC_L | 3% | RAC_R | 0% |
| RMF_L | 0% | RMF_R | 3% |
| SF_L | 0% | SF_R | 0% |
| SP_L | 0% | SP_R | 3% |
| ST_L | 52% | ST_R | 67% |
| SMAR_L | 6% | SMAR_R | 3% |
| FP_L | 9% | FP_R | 12% |
| TP_L | 3% | TP_R | 0% |
| TT_L | 3% | TT_R | 15% |
| INS_L | 36% | INS_R | 27% |

节点 $BC_i$ 在不同稀疏度与不同被试间的相似度由关系矩阵（proximitymatrix）如图 4-9 所示，黄色表示较高相似度，蓝色表示较低相似度。由图可知，相邻稀

疏度间节点 $BC_i$ 变化较小，只有当稀疏度有较大幅度改变时，网络结构才会有明显变化。而不同被试间节点 $BC_i$ 差异显著，表明个体差异对 $BC_i$ 存在较大影响。

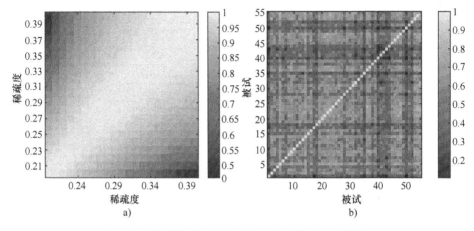

图 4-9　稀疏度与被试间节点中介性相似度（见彩插）

为了能够与前期文献相比较，本研究再次针对所有稀疏度以及所有被试取平均得到了一组综合核心节点（如图 4-10 所示）。该组综合核心节点包括 6 个高级和单一功能区以及 4 个边缘系统脑区（见表 4-5）。所有节点均在前期研究中被发现为核心节点。

表 4-5　基于稀疏度平均和被试平均的综合核心节点与前期研究比较

| 脑区 | $BC_i$ | 分级 | 文献支持 |
| --- | --- | --- | --- |
| 左侧颞上回（STG） | 107.22 | 高级 | ［6，7，11］ |
| 右侧颞上回（STG） | 97.84 | 高级 | ［9，11，12］ |
| 右侧枕叶外侧（LOCC） | 93.92 | 高级 | ［8，10，13］ |
| 左侧内嗅皮质（ENT） | 90.48 | 边缘 | ［10，13，14］ |
| 左侧额中回上部（CMF） | 89.61 | 高级 | ［6，8，9，11］ |
| 左侧枕叶外侧（LOCC） | 88.73 | 高级 | ［12，14］ |
| 左侧前扣带回后部（RAC） | 81.03 | 边缘 | ［15］ |
| 右侧内嗅皮质（ENT） | 79.00 | 边缘 | ［9，15，16］ |
| 左侧额极（FP） | 79.00 | 高级 | ［7，12］ |
| 左侧扣带回峡部（ISTC） | 77.34 | 边缘 | ［14，16］ |

（3）鲁棒性

该个体形态学脑网络构建方法的鲁棒性是通过被试不同次扫描结果对比分析得到的。ICC 是在全部稀疏度范围内进行计算。本研究只关注了特征 $C_p$、$L_p$ 和

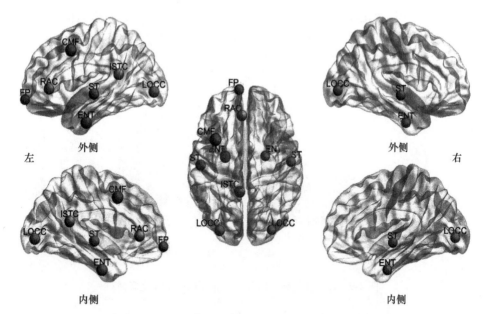

图 4-10　基于稀疏度平均和被试平均的综合核心节点

（见彩插，红色代表额叶脑区，绿色代表颞叶脑区，蓝色代表枕叶脑区，黄色代表扣带回）

平均 BC 的 ICC 是因为要排除随机网络生成过程中所带来的不确定性。

结果表明（如图 4-11 所示），$C_p$ 在整个稀疏度范围内都具有较高的鲁棒性（ICC 最小值为 0.71，ICC 平均值为 0.83）。$L_p$（ICC 最小值为 0.63，ICC 平均值为 0.81）和平均 BC（ICC 最小值为 0.63，ICC 平均值为 0.78）的鲁棒性也都在可接受范围之内。

综上，该方法具有可靠的鲁棒性。

**6. 结果讨论**

（1）脑区间形态学结构相似性

脑区间的形态学结构相似性已经通过形态学特征的探索被多次发现以及验证过，例如皮层厚度或体积[11-13]。对此现象，普遍的猜测是大脑各个脑区间可能存在某种长期的神经生物学影响[14]。然而，其潜在的生理学机制还仍在探索中，目前存在以下理论，如脑区间存在相互的营养供给，存在与外界环境相关的可塑性，基因影响以及轴突张力理论等[15-16]。

不同模态脑网络连接间的关系也是近年来研究的热点。例如，Reid 等人的研究表明功能与形态学脑网络连接间存在很高的一致性[17]。Wang 等人也发现功能脑网络与形态学脑网络有很好的耦合性，并且这种耦合性会被神经类疾病所破坏[18]。Gong 等人还发现解剖学脑网络与形态学脑网络在正相关的连接上有较强的相似性[19]。

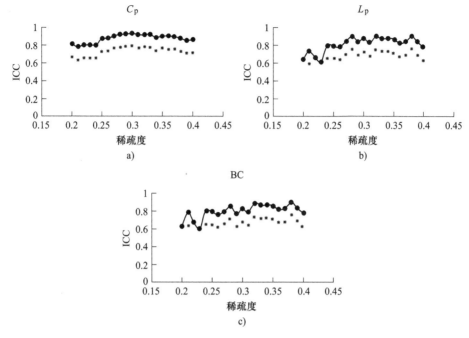

图 4-11　个体形态学脑网络鲁棒性验证

a）聚类系数　b）特征路径　c）平均中介性

　　未来神经生物学的研究将能够帮助解释不同模态的脑网络连接的根本机制，而不同模态的脑网络连接也能够反过来辅助早期的临床诊断。于是，将不同模态的脑网络连接融合在一起将会成为未来研究的一个主要方向。

　　（2）核心节点分布相似性

　　本研究中，核心节点的分布与先前研究有较高的相似性，尤其是颞上回、内嗅皮层、扣带回和额极等。不同被试间核心节点差异性较大，揭示了个体差异也许是今后脑网络研究中一个不容忽视的重要因素。有研究也表明，这种个体差异有可能是由基因导致的，不同的职业和技能也会影响大脑的功能形成甚至是结构。再者，认知功能也被发现与大脑结构有很强的相关性，如灰质密度和体积被发现与不同程度的移情功能有关。综上，基于个体的脑网络研究在未来将会显得越来越重要，而个体形态学脑网络的方法探索也会成为一个不可或缺的重要方向。

　　本研究实现通过各个脑区的多种形态学特征构建个体形态学脑网络。该脑网络具有小世界属性和鲁棒性，通过分析正常被试的核心节点发现该网络与前期形态学脑网络以及功能脑网络研究结果类似，证明该脑网络的可行性。

### 4.2.2 基于群组形态学脑网络的正常老化分析

**1. 研究背景**

人口老龄化已成为当今世界主要的社会问题之一。目前，我国老年人口不仅数量是全球最多，同时其增长率也是全球最快的国家之一。按照联合国《人口老龄化及其社会经济后果》确定的划分标准：60 岁以上的老年人口超过总人口的10%或 65 岁以上老年人口比重达到 7%以上的国家即属于老年型国家。我国自2000 年起已经成为老年型国家。据国家统计局公布的数据，中国 65 岁以上老年人口在近十年（2008—2017 年）持续增长，同比增速由 2008 年的 3.0%增长至2017 年的 5.5%。截至 2017 年，中国 65 岁以上老年人口占比升至 11.4%。并且我国出生率的不断下降以及民众预期寿命的持续上升，我国老龄化进程会进一步加速。

正常老化的过程中通常伴随多种认知功能下降，如记忆力减退等。前期研究结果表明，大脑灰质结构退化可能与这些功能的下降密切相关，如大脑灰质密度降低[20]、皮层厚度减少以及细微结构上的失联[21]。随着不断完善的形态学脑网络构建方法以及图论分析方法，基于形态学脑网络探索正常老化大脑连接变化的研究也越来越多。研究结果表明，老年组被试的形态学脑网络会呈现出模块化显著降低[22]、网络全局效率下降以及局部聚类化现象增加[23]等表现。通过探索特定的老化相关脑区就会发现更为显著的网络连接变化，尤其以认知网络为主，并且网络连接趋向于局部化[24]。

在构建形态学脑网络时，提取各个脑区形态学特征是整个流程中的一个关键步骤。目前，多数方法均需要先将各个被试的原始脑图像配准至标准模板（如MNI 空间和 Talairach 空间）再进行特征提取，而 IBASPM（Individual Brain Atlas Statistical Parametric Mapping，http：//www. thomaskoenig. ch/Lester/ibaspm. htm）则通过将标准脑图谱个体化从而实现了在被试的原始空间提取脑区体积特征（regional gray matter volume，RGMV）[25]。目前，基于 IBASPM 的研究已有所发现，如正常被试尾状核的双侧不对称、患有脑室周围白质软化的早产儿 RGMV偏高等[26]。本研究将采用 IBASPM 提取被试原始空间的 RGMV 构建形态学脑网络，并以此探究正常老化脑网络连接的改变。

**2. 材料与方法**

（1）被试筛选

本研究在公开数据库 OASIS 中共选择了 195 名右利手的健康被试。其中老年组包括 93 名年龄跨度为 60~94 岁的正常老化被试（69 名女性和 24 名男性，平均年龄 75.6 岁），对照组包括 92 名年龄跨度为 18~29 岁的年轻被试（66 名女性和 26 名男性，平均年龄 22.2 岁）。所有被试均无精神类药物史。所有老年组被试均通过由华盛顿大学阿尔茨海默病研究中心（Washington University Alzheimer Disease Research Center，ADRC）提供的痴呆程度测试，且其临床痴呆评分（Clinical Dementia Rating，CDR）全部为 0（CDR 评分为 0 表示无痴呆，CDR 评分为 0.5 表示非常轻度痴呆，CDR 评分为 1 表示轻度痴呆，CDR 评分为 2 表示中度痴呆，CDR 评分为 3 表示重度痴呆）。详细被试信息可参考文献[5]。

（2）结构磁共振数据采集

所有被试 T1 加权像均是通过西门子 Vision（1.5T）采集得到的。每一个被试都经过 3 到 4 次扫描，每次的扫描结果都已经过头动校正并最终取平均的扫描结果作为被试的原始图像进行后续处理。具体 MRI 采集参数为：MP-RAGE 序列，重复时间 $T_R = 9.7$ ms，回波时间 $T_E = 4.0$ms，反转时间 $T_I = 20$ms，翻转角 $F_A = 10°$，分辨率 $= 1 \times 1 \times 1.23$mm$^3$，全脑无间距扫描 128 层。更多信息可参考文献[5]。

（3）数据预处理

在被试原始空间提取脑区灰质体积特征的主要流程包括：

1）利用 VBM8（voxel-based morphometry，http：//dbm. neuro. unijena. de/vbm/）将原始图像分割为灰质、白质和脑脊液；

2）利用 SPM8（statistical parametric mapping，http：//www. fil. ion. ucl. ac. uk/spm/）从每个被试中得到原始空间到标准空间的转换矩阵；

3）将步骤 2 得到的转换矩阵通过 IBASPM 做逆变换，得到从标准空间到原始空间的变形场；

4）将标准空间下的 AAL（automated anatomical labeling）脑图谱[27]变换到每个被试的原始空间；

5）利用 AAL 图谱标记出各个被试大脑的分区；

6）计算每个脑区的灰质体积，其中该体积表示为脑区标记下灰质图像的体素个数；

7）利用线性回归将各组内的年龄、性别、年龄和性别交叉影响以及颅内体积的影响消除。

上述原始空间灰质体积计算流程可见流程图 4-12 中 A~F 步骤所示。本研究采用的是 AAL 脑图谱中包含的 78 个皮层脑区，具体脑区名称及英文简写表达见表 4-6。

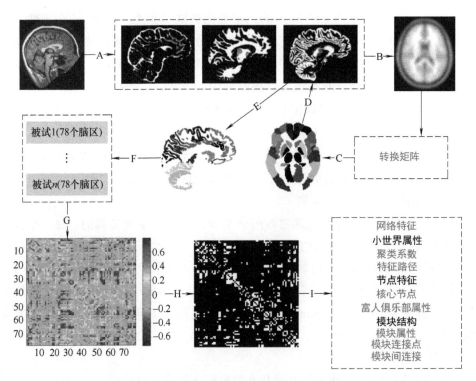

图 4-12　被试原始空间灰质体积提取和形态学脑网络构建流程图（见彩插）

表 4-6　AAL 脑图谱皮层脑区名称及英文简写

| 编号 | 英文名称 | 中文名称 | 简写 |
|---|---|---|---|
| 1，2 | Precentral gyrus | 中央前回 | PreCG |
| 3，4 | Superior frontal gyrus | 背外侧额上回 | SFGdor |
| 5，6 | Superior orbitofrontal gyrus | 眶部额上回 | ORBsup |
| 7，8 | Middle frontal gyrus | 额中回 | MFG |
| 9，10 | Middle orbitofrontal gyrus | 眶部额中回 | ORBmid |
| 11，12 | Inferior frontal gyrus（opercular） | 岛盖部额下回 | IFGoperc |
| 13，14 | Inferior frontal gyrus（triangular） | 三角部额下回 | IFGtriang |
| 15，16 | Inferior orbitofrontal gyrus | 眶部额下回 | ORBinf |
| 17，18 | Rolandic operculum | 中央沟盖 | ROL |
| 19，20 | Supplementary motor area | 补充运动区 | SMA |
| 21，22 | Olfactory gyrus | 外侧嗅回 | OLF |
| 23，24 | Medial frontal gyrus | 内侧额上回 | SFGmed |
| 25，26 | Medial orbitofrontal gyrus | 眶内额上回 | ORBmed |

（续）

| 编号 | 英文名称 | 中文名称 | 简写 |
|---|---|---|---|
| 27, 28 | Rectus gyrus | 回直肌 | REC |
| 29, 30 | Insula | 脑岛 | INS |
| 31, 32 | Anterior cingulate gyrus | 前扣带回 | ACG |
| 33, 34 | Middle cingulate gyrus | 中扣带回 | MCG |
| 35, 36 | Posterior cingulate gyrus | 后扣带回 | PCG |
| 37, 38 | Parahippocampal gyrus | 海马旁回 | PHG |
| 39, 40 | Calcarine sulcus | 距状沟 | CAL |
| 41, 42 | Cuneus | 楔叶 | CUN |
| 43, 44 | Lingual gyrus | 舌回 | LING |
| 45, 46 | Superior occipital gyrus | 枕上回 | SOG |
| 47, 48 | Middle occipital gyrus | 枕中回 | MOG |
| 49, 50 | Inferior occipital gyrus | 枕下回 | IOG |
| 51, 52 | Fusiform gyrus | 梭状回 | FFG |
| 53, 54 | Postcentral gyrus | 中央后回 | PoCG |
| 55, 56 | Superior parietal gyrus | 顶上回 | SPG |
| 57, 58 | Inferior parietal gyrus | 顶下缘角回 | IPG |
| 59, 60 | Supramarginal gyrus | 缘上回 | SMG |
| 61, 62 | Angular gyrus | 角回 | ANG |
| 63, 64 | Precuneus | 楔前叶 | PCUN |
| 65, 66 | Paracentral lobule | 中央旁小叶 | PCL |
| 67, 68 | Heschl gyrus | 颞横回 | HES |
| 69, 70 | Superior temporal gyrus | 颞上回 | STG |
| 71, 72 | Superior temporal pole | 颞上回极 | TPOsup |
| 73, 74 | Middle temporal gyrus | 颞中回 | MTG |
| 75, 76 | Middle temporal pole | 颞中回极 | TPOmid |
| 77, 78 | Inferior temporal gyrus | 颞下回 | ITG |

（4）形态学脑网络构建

本研究利用 Pearson 相关来计算两组被试各个脑区间的连接矩阵。在此基础上，通过稀疏度计算对连接矩阵进行二值化处理。其中，首先对所有相关系数取绝对值，然后进行二值化。所有网络特征均是在二值网络上进行计算。上述网络构建及分析流程可见流程图 4-12 中 G~I 步骤所示。本研究通过工具包 Brain Connectivity Toolbox（BCT，https://www.nitrc.org/projects/bct/）实现网络拓扑特征的计算。

（5）图论分析

1）稀疏度选择。基于稀疏度选择原则，本研究选择了稀疏度13%来实现脑网络的二值化，并在此基础上计算脑网络的拓扑特征。为了能够更精确地描述组间差异，本研究以1%为步长计算稀疏度13%~40%的全局网络特征。

2）网络测度。在本研究中，我们使用标准化中介性（$NB_i$）作为核心节点的筛选标准，即所有节点的中介性除去所有节点的平均中介性，如式（4-8）所示：

$$NB_i = \frac{BC_i}{< BC_i >} \tag{4-8}$$

式中，$<BC_i>$表示关于全部节点取平均。本研究利用了以下方法来评估核心节点。具体方法是：①分别计算$NB_i$的均值和标准差；②如果某个节点的$NB_i$大于均值与标准差之和，即认定为核心节点。

3）网络属性。本研究采用的模块划分方式由Newman于2006年提出。为了能够进一步探索模块内与模块间的连接状态以及各个节点在模块中扮演的角色，本研究引入模块内中介性（Within-module Betweenness Centrality，$wBC_i$）和参与系数（Participant Coefficient，$PC_i$）这两个参数。通过计算$wBC_i$，使用同上的核心节点选择方法，可得出各个模块内的核心节点与普通节点。$PC_i$则可以计算出各个节点在模块间连接中的地位。所有节点可以根据$wBC_i$和$PC_i$的值划分为四类：①核心连接点$R_1$，既是模块核心节点又是模块间连接点（$PC_i>0.25$）；②局部核心点$R_2$，仅是模块核心节点，但不是模块间连接点（$PC_i<0.25$）；③连接点$R_3$，不是模块核心节点，但却是模块间的连接点；④外围点$R_4$，既不是模块核心节点，也不是模块间连接点。

为了能够进一步对比老年组与对照组在网络模块化方面的差异，本研究进一步探索了连接子模块（connector-module）与模块间的连接。连接子模块即在该模块内$R_1$和$R_3$节点占到所有节点总数的80%以上。而模块间的连接是将各个模块视为单一节点，以此探索模块间的连通性。

（6）统计学分析

为了验证两组间脑网络连接是否具有显著差异，连接相关系数（r）首先通过Fisher的z变换转换为z值，

$$z = \frac{1}{2}\ln\left(\frac{1 + r}{1 - r}\right) \tag{4-9}$$

然后，将z值应用于验证脑网络参数的差异。本研究使用的是非参数置换检验方法（Nonparametric Permutation Test，NPT）：

1）将两组脑网络按照同一稀疏度进行二值化并计算相应的脑网络特征；

2）将两组被试重新随机分配为两组，重新构建二值脑网络并计算其脑网络特征；

3）将步骤 2 中的处理重复 10000 次；

4）验证老年组与对照组的差异在随机 10000 次试验中是否能够被分辨出。如果可以，则该特征为组间显著差异。为了矫正多重比较的误差，本研究中还应用了多重检验校正（False Rate Discovery，FDR）校正（$p = 0.01$）。

**3. 研究结果**

（1）脑区体积改变

图 4-13 显示了老年组和对照组各个脑区的平均体积。在老年组中，一共有 53 个脑区表现出灰质体积下降，其中 17 个脑区的体积下降是显著的（$p < 0.01$ 并使用 FDR 校正），主要分布于额叶、颞叶以及边缘系统（见表 4-7）。在老年组中没有发现灰质体积显著增加的脑区。

**表 4-7　组间灰质体积显著改变脑区**

| 脑　　区 | | $t$ 值 |
|---|---|---|
| 额叶 | 左侧回直肌（REC） | −4.25 |
| | 右侧眶部额上回（ORBsup） | −4.11 |
| | 右侧眶内额上回（ORBmed） | −4.08 |
| | 右侧回直肌（REC） | −3.87 |
| | 左侧眶内额上回（ORBmed） | −3.86 |
| | 左侧眶部额上回（ORBsup） | −3.6 |
| | 左侧眶部额下回（ORBinf） | −3.1 |
| 枕叶 | 右侧舌回（LING） | −2.93 |
| 颞叶 | 左侧颞下回（ITG） | −3.81 |
| | 右侧颞下回（ITG） | −3.79 |
| | 左侧颞中回（MTG） | −3.69 |
| | 右侧颞中回（MTG） | −3.55 |
| | 左侧颞上回（STG） | −2.71 |
| 边缘系统 | 左侧前扣带回（ACG） | −5.47 |
| | 右侧脑岛（INS） | −5.1 |
| | 右侧前扣带回（ACG） | −3.58 |
| | 左侧中扣带回（MCG） | −3.47 |

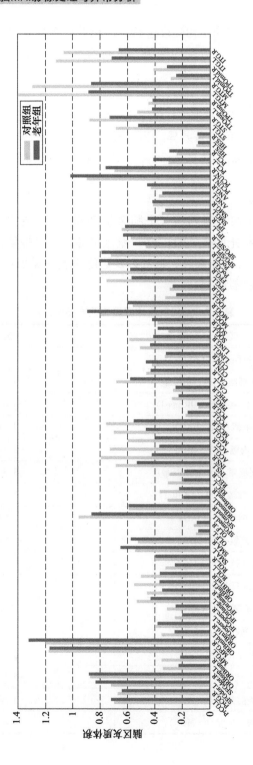

图 4-13　脑区灰质体积组间对比图（见彩插）

（2）脑区连接改变

在本研究中，老年组共有 16 个连接发生了显著改变（$p<0.01$ 并进行 FDR 校正），如右侧颞上极与左侧颞中极的正相关降低，两侧额叶脑区连接增强。同时发现负相关也有所改变，主要集中于额顶连接（见表 4-8）。

表 4-8　组间显著改变的脑区连接

| 脑　　区 | | 连接强度 | | $z$ 值 |
|---|---|---|---|---|
| | | 对照组 | 老年组 | |
| 正相关增加 | 左侧额中回（MFG）　右侧额中回（MFG） | 0.33 | 0.88 | 6.91 |
| | 左侧额中回（MFG）　右侧内侧额上回（SFGmed） | 0.24 | 0.79 | 5.46 |
| | 左侧额中回（MFG）　右侧背外侧额上回（SFGdor） | 0.28 | 0.76 | 4.76 |
| | 左侧背外侧额上回（SFGdor）　右侧额中回（MFG） | 0.44 | 0.81 | 4.44 |
| | 左侧背外侧额上回（SFGdor）　右侧内侧额上回（SFGmed） | 0.51 | 0.82 | 4.07 |
| | 左侧背外侧额上回（SFGdor）　右侧背外侧额上回（SFGdor） | 0.6 | 0.86 | 4.02 |
| 正相关减少 | 右侧颞上回（STG）　右侧颞中回（MTG） | 0.7 | 0.2 | -4.43 |
| 负相关增加 | 左侧背外侧额上回（SFGdor）　右侧角回（ANG） | 0 | -0.68 | 5.52 |
| | 右侧三角部额下回（IFGtriang）　右侧楔前叶（PCUN） | 0.01 | -0.64 | 5.03 |
| | 左侧额中回（MFG）　右侧角回（ANG） | -0.08 | -0.67 | 4.92 |
| | 左侧背外侧额上回（SFGdor）　右侧角回（ANG） | -0.11 | -0.64 | 4.33 |
| | 左侧内侧额上回（SFGmed）　右侧角回（ANG） | -0.16 | -0.67 | 4.29 |
| | 左侧三角部额下回（IFGtriang）　左侧顶上回（SPG） | -0.02 | -0.57 | 4.27 |
| | 右侧内侧额上回（SFGmed）　右侧角回（ANG） | -0.17 | -0.66 | 4.22 |
| | 左侧三角部额下回（IFGtriang）　左侧枕上回（SOG） | -0.04 | -0.58 | 4.17 |
| 负相关减少 | 右侧中央后回（PoCG）　左侧颞下回（ITG） | -0.72 | -0.2 | -4.66 |

（3）网络属性改变

对照组与老年组的脑网络都表现出小世界属性。在稀疏度从 13%～40% 上发现两组呈现出相似的改变趋势（如图 4-14 所示）。老年组呈现出较高的 $L_p$ 和 $C_p$，但是并无统计学显著性。

rich-club 属性也是以稀疏度为 13% 来计算的。两组脑网络都呈现出 rich-club 现象，然而老年组 rich-club 属性在度值 $k$ 为 17～19，明显低于对照组（如图 4-15 所示）。

（4）节点特征改变

为了能够以相同连接数量计算脑网络的核心节点，本研究将两组被试的脑网

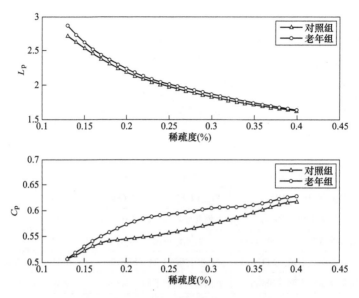

图 4-14　聚类系数和特征路径随稀疏度改变趋势对比图

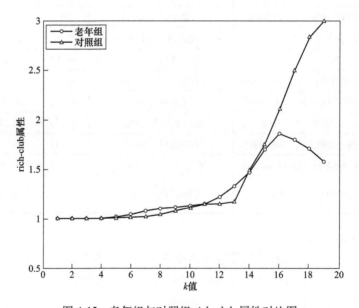

图 4-15　老年组与对照组 rich-club 属性对比图

络均以稀疏度 13% 来进行二值化。在对照组中共发现 15 个核心节点（如表 4-9 和图 4-16 所示），包括 1 个初级感觉区脑区、4 个边缘系统脑区和 10 个高级功能区。在老年组中共发现 14 个核心节点，包括 7 个边缘系统脑区和 7 个高级功能区。脑区功能等级是依照文献 [28] 提供的标准来实现的分级。左侧 ORBmed、

MTG、IPG 以及 ACC 为两组共有的核心节点，其余核心节点的中介性特征均发现显著改变。其次，对照组核心节点更偏向左侧，而老年组核心节点则更偏向于右侧。灰质体积的改变与节点中介性改变无显著相关性。

**表 4-9 老年组与对照组核心节点**

| | 脑区 | 所属脑叶 | 分级 | $NB_i$ | $k_i$ |
|---|---|---|---|---|---|
| 对照组 | 左侧梭状回（FFG） | 颞叶 | 高级 | 2.89 | 11 |
| | 左侧内侧额上回（SFGmed） | 额叶 | 高级 | 2.51 | 13 |
| | 左侧眶内额上回（ORBmed） | 额叶 | 边缘 | 2.11 | 19 |
| | 右侧顶上回（SPG） | 顶叶 | 边缘 | 1.99 | 15 |
| | 左侧颞中回（MTG） | 颞叶 | 高级 | 1.97 | 15 |
| | 左侧颞中回极（TPOmid） | 颞叶 | 边缘 | 1.94 | 19 |
| | 左侧前扣带回（ACG） | 边缘系统 | 边缘 | 1.94 | 18 |
| | 左侧颞下回（ITG） | 颞叶 | 高级 | 1.92 | 19 |
| | 左侧中央后回（PoCG） | 顶叶 | 初级 | 1.81 | 12 |
| | 左侧顶下回（IPG） | 顶叶 | 高级 | 1.81 | 10 |
| | 右侧舌回（LING） | 枕叶 | 高级 | 1.78 | 9 |
| | 右侧枕中回（MOG） | 枕叶 | 高级 | 1.71 | 14 |
| | 左侧缘上回（SMG） | 顶叶 | 高级 | 1.66 | 9 |
| | 右侧额中回（MFG） | 额叶 | 高级 | 1.62 | 17 |
| | 左侧楔前叶（PCUN） | 顶叶 | 高级 | 1.61 | 14 |
| 老年组 | 左侧眶部额下回（ORBinf） | 额叶 | 边缘 | 2.84 | 12 |
| | 右侧前扣带回（ACG） | 边缘系统 | 边缘 | 2.74 | 12 |
| | 右侧颞中回（MTG） | 颞叶 | 高级 | 2.68 | 18 |
| | 右侧背外侧额上回（SFGdor） | 额叶 | 高级 | 2.62 | 14 |
| | 右侧颞上回（STG） | 颞叶 | 高级 | 2.32 | 8 |
| | 左侧顶下回（IPG） | 顶叶 | 高级 | 2.25 | 19 |
| | 右侧角回（ANG） | 顶叶 | 高级 | 2.09 | 18 |
| | 左侧眶内额上回（ORBmed） | 额叶 | 边缘 | 2.04 | 19 |
| | 右侧眶内额上回（ORBmed） | 额叶 | 边缘 | 2.02 | 15 |
| | 右侧中央沟盖（ROL） | 额叶 | 高级 | 2.00 | 3 |
| | 左侧颞中回（MTG） | 颞叶 | 高级 | 1.97 | 12 |
| | 右侧眶部额下回（ORBinf） | 额叶 | 边缘 | 1.95 | 10 |
| | 右侧脑岛（INS） | 边缘系统 | 边缘 | 1.86 | 5 |
| | 左侧前扣带回（ACG） | 边缘系统 | 边缘 | 1.84 | 10 |

老年组                       对照组

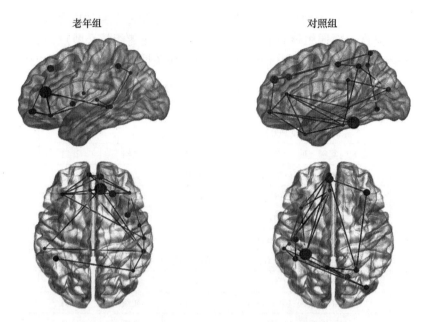

图 4-16　老年组与对照组核心节点分布图

（5）模块特征改变

在对照组中共发现 5 个模块，模块度为 0.507，如图 4-17 所示。其中模块 1 中有 10 个脑区，主要集中于颞叶（左侧颞横回、颞上回和颞中回）和扣带回（右侧前扣带回以及双侧中扣带回），主要完成听觉及情感功能。模块 2 中包括 13 个脑区，集中于前额叶（双侧额上回、额中回、内侧额上回以及右侧眶部额上回和眶部额下回），主要负责认知功能。模块 3 主要完成运动感知功能，13 个脑区分布于中央前回和中央后回附近。模块 4 由 21 个脑区组成，主要有枕叶以及背侧默认网络脑区（双侧角回、楔前叶和后扣带回）组成。剩余的 21 个脑区构成模块 5，集中于腹侧默认网络（双侧海马旁回、颞下回、眶部额上回等）、情感网络（双侧脑岛以及左侧前扣带回）。

在老年组中也发现了 5 个模块，模块度为 0.5177，见图 4-17。其中模块 1 包括 9 个脑区，主要与腹侧视觉处理有关（双侧梭状回和颞下回以及左侧枕下回）。模块 2 由 14 个脑区构成，主要包括双侧前额叶脑区（双侧额上回、额中回、内侧额上回、眶部额上回和眶部额中回），完成认知功能。模块 3 包含 12 个脑区，主要完成初级单一脑功能（双侧中央前回、补充运动区、中央后回以及中央旁小叶）。模块 4 的 19 个脑区主要来自边缘系统（左侧脑岛和双侧扣带回）和 IFG，

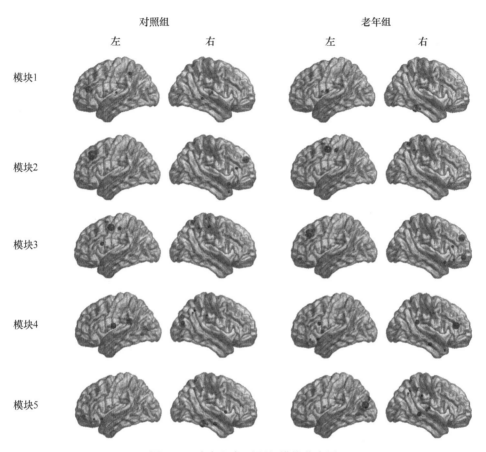

图 4-17　老年组与对照组模块分布图

主要完成情感以及认知功能。最后 23 个脑区组成的模块 5，主要与视觉和听觉功能有关。

综上，两组脑网络都能很好地实现模块化（10000 次置换检测，$p < 0.001$）。在对照组和老年组中，分别有 62 个脑区（6 个 $R_1$ 脑区和 56 个 $R_3$ 脑区）和 56 个脑区（6 个 $R_1$ 脑区和 50 个 $R_3$ 脑区）被识别为连接子（connector）。在老年组中，密集的模块间连接主要集中于模块 2 和模块 5 的连接以及模块 3 和 4 的连接，见表 4-10，与对照组相似。在两组中也都发现了模块间的失联，如在对照组中模块 1 和模块 3 无连接，在老年组中模块 1 与模块 3 无连接，见表 4-10。然而，在对照组中，模块 1、2、4 都被识别为连接子模块，而在老年组中只有模块 4 为连接子模块，见表 4-11。对照组的各个模块的模块间连接呈接近平均分布，而老年组的模块 1 的模块间连接显著低于其余模块。

表 4-10　对照组与老年组模块间连接数量

|  |  | 模块 1 | 模块 2 | 模块 3 | 模块 4 | 模块 5 | 总计 |
|---|---|---|---|---|---|---|---|
| 对照组 | 模块 1 | — | 0 | 2 | 16 | 19 | 37 |
|  | 模块 2 | 0 | — | 16 | 2 | 25 | 43 |
|  | 模块 3 | 2 | 16 | — | 21 | 0 | 39 |
|  | 模块 4 | 16 | 2 | 21 | — | 7 | 46 |
|  | 模块 5 | 19 | 25 | 0 | 7 | — | 51 |
| 老年组 | 模块 1 | — | 0 | 1 | 2 | 5 | 8 |
|  | 模块 2 | 0 | — | 10 | 0 | 30 | 40 |
|  | 模块 3 | 1 | 10 | — | 24 | 1 | 36 |
|  | 模块 4 | 2 | 0 | 24 | — | 14 | 40 |
|  | 模块 5 | 5 | 30 | 1 | 14 | — | 50 |

表 4-11　对照组与老年组模块中 $R_1$ 和 $R_3$ 脑区数量之比

| 模块 | 对照组 | | | 老年组 | | |
|---|---|---|---|---|---|---|
|  | 脑区数量 | $R_1$ 脑区 | $R_3$ 脑区 | 脑区数量 | $R_1$ 脑区 | $R_3$ 脑区 |
| 1 | 10 | 10（100%） | 37（17%） | 9 | 6（67%） | 8（4%） |
| 2 | 13 | 11（85%） | 43（20%） | 12 | 8（67%） | 40（23%） |
| 3 | 13 | 9（69%） | 39（18%） | 15 | 9（60%） | 36（21%） |
| 4 | 21 | 18（86%） | 46（21%） | 19 | 16（84%） | 40（23%） |
| 5 | 21 | 14（67%） | 51（24%） | 23 | 17（74%） | 50（29%） |

**4. 结果讨论**

正常老化中的灰质体积的减少已经被多次研究发现。本研究的结果与前期研究发现一致，如额叶、颞叶以及扣带回灰质体积萎缩（见表 4-7）。其次，本研究发现内侧颞叶的灰质体积维持较好（如海马旁回），该发现从一定程度上印证了内侧颞叶在正常老化中有较好的稳定性。

与所有前期的形态学脑网络研究发现一致，小世界属性存在于各个年龄组别。尤其是，对照组相较于老年组而言，会表现出较短的特征路径长度和较低的聚类系数（见图 4-11），但并无统计学意义上的差异。迄今为止，与年龄相关的脑连接改变机制仍然在探索中，目前已有一些合理的推测，如与老化相关的去分化过程或大脑功能的补偿性反应[29]。本研究发现右侧颞上极与颞中极的正相关减少。颞极具有社交和情感处理功能，如面部认别、心理理论和语义记忆[30]。颞极中神经原纤维缠结即使在正常认知的被试中也会出现[31]。右侧颞极中减弱的连接，可能与老年中常见的认知和记忆功能下降有关。值得注意的是，老年组中连接的减弱与灰质体积的减少并不是对应的。因此，灰质体积萎缩并不能完全解释老年组的脑功能下降[32]。老年组中增强的额叶内正连接在功能连接中也曾被发现过（即内侧和上侧额叶皮质），表明老年人可能拥有较高的局部聚类[33]。

伴随节点中介性的改变，正常老化也常被发现，主要发生在高级脑功能区和边缘系统区[34]。本研究的两组核心节点分布与先前研究结果相似，节点中介性的增加与减少也被发现均与正常老化过程有关。本研究发现左侧梭状回作为对照组最重要的核心节点之一（见表 4-9），并且在老年组中该脑区中介性大幅度降低。梭状回的功能目前还没有被全面了解，但是研究表明该脑区与面部以及文字识别相关[35]。这一发现有可能与老年人有较差的面别识别表现有关[36]。同时，老年组中有部分脑区的中介性升高，这些脑区主要集中在眶部额下回、中央沟盖、角回以及脑岛脑区。本研究还发现中央沟盖作为核心节点。该脑区主要功能目前也还处于探索阶段，推测其可能与语言产生有关，如语法编码和语音检索。有研究曾通过节点度发现中央沟盖在正常儿童中有重要作用[37]，由此，可推测中央沟盖作为核心节点出现在老年组，更进一步验证了老化过程中补偿机制的存在。

虽然结果显示两组被试都能够呈现出 rich-club 属性，但是老年组的 rich 节点连接较稀疏（见图 4-15）。这一发现印证了 rich 节点间的相互连接不仅在脑疾病中可能存在，在老化过程中也会引发 rich 节点间连接减少。

两组脑网络模块化相似，如视觉、听觉以及空间功能所属脑区常被归为同一模块。这一发现表现在老化过程中，大脑功能还可以维持正常工作。但是在老年组发现的模块间连接下降，则表明功能区与功能区之间联系减少。大脑的正常运行离不开功能的整合与独立，因此，该发现提示在正常老化过程中单一脑区功能可能不会受到太大影响，而老化时的行为学表现可能是由模块间的连接减少所导致的。老年组连接子模块数量减少也进一步印证了这一发现。连接子模块在信息流中是尤为重要的存在，是为了保证信息高效地传递与处理。并且模块 1 在老年组中与其余模块连接大幅减少，这就可能导致在老年组中模块间的信息传递需要重新规划路径，从而导致信息无法得到及时处理，甚至有信息丢失的危险。这一发现与增加的特征路径长度也相对应，在一定程度上解释了正常老化过程中行为学表现的下降。

## 4.2.3　基于个体形态学脑网络的阿尔茨海默病分析

### 1. 研究背景

阿尔茨海默病（Alzheimer Disease，AD）是一种常见于老年群体的神经性疾病，主要表现为记忆功能和认知功能出现严重损伤。因为 AD 是一种起病隐匿的进行性发展疾病，所以如果不及时进行干预则会最终导致严重的神经系统退化。

最新研究表明，AD 患者大脑内部各个脑区之间的同步性活动减退有可能就是导致记忆下降和其他认知功能失常的原因之一。目前，病理组织学已发现 AD 患者大脑内部会出现 Aβ 蛋白斑块积累，而 Aβ 蛋白会释放有害物质影响周围神经元和突触正常工作。另外，AD 患者大脑中还存在一定的淀粉样神经纤维纠缠影响大脑正常的信息传递。

近期研究表明，大尺度脑网络连接可以通过对其拓扑结构的分析对 AD 的早期临床诊断及病理机制的探索提供宝贵的信息。如功能脑网络的研究发现 AD 患者有明显的全局效率下降、局部效率提高以及模块性降低现象。AD 选择性的攻击大脑中的重要脑区，如默认网络（DMN）。有研究还发现前额叶、顶叶、脑岛和丘脑也是 AD 主要影响的脑区[38]。基于皮层厚度的形态学脑网络的研究也发现 AD 患者的高级功能脑区中介性下降，而一些单一功能脑区（如视觉皮层）则会在脑网络中具有更加重要的地位[39]。此外，基于灰质体积的形态学脑网络发现早期 AD 患者通常额叶脑区功能尚未受损，但颞叶的重要功能区却是 AD 的首要攻击对象[40]。各个模态的脑网络研究也均表明脑区间的失联与认知功能下降有一定的关系，揭示了脑网络对于 AD 的诊断与病理机制探索有一定的意义[41]。

然而，目前基于形态学脑网络的 AD 研究多是基于群组来进行的，而 AD 是一种对个人影响差异较大的疾病。因此，本研究希望通过基于个体形态学脑网络来探索轻度 AD 患者脑区间连接的改变，以期为临床诊断提供辅助信息。

**2. 材料与方法**

（1）被试筛选

本研究在公开数据库 OASIS 中分别选择了 20 名轻度 AD 患者（男性 10 名，女性 10 名，年龄范围是 70~79 岁，平均年龄 73.2 岁）和 20 名对照被试（男性 10 名，女性 10 名，年龄范围是 70~79 岁，平均年龄 73.3 岁）。经过双样本 t 检验发现，两组被试年龄无显著性差异（$p=0.84$）。所有被试都通过 ADRC 临床评估，CDR 评分为 0、0.5、1、2 和 3，分别代表无痴呆、非常轻度痴呆、轻度痴呆、中度痴呆和重度痴呆。本研究中所有 AD 患者的 CDR 评分均为 0.5，所有对照被试的 CDR 均为 0。所有被试都通过简易智力状态检查量表 Mini-Mental State Examination，MMSE）实现认知评测，AD 患者的 MMSE 平均分为 26.3（最高分 30，最低分 20），对照被试的 MMSE 平均分为 29（最高分 30，最低分 26）。

（2）结构磁共振数据采集

所有被试的 $T_1$ 加权像均通过西门子 Vision（1.5T）扫描仪进行影像数据采集。每一个被试都经过 3 到 4 次扫描。具体数据采集参数为：MP-RAGE 序列，重复时间 $T_R = 9.7\text{ms}$，回波时间 $T_E = 4.0\text{ms}$，反转时间 $T_I = 20\text{ms}$，翻转角 $F_A = 10°$，分辨率 $= 1 \times 1 \times 1.23\text{mm}^3$，全脑无间距扫描 128 层。每次扫描图像都已经过头动校正并取平均作为被试 $T_1$ 像。更多信息可参考文献[5]。

（3）数据预处理

所有图像的预处理均由 FreeSurfer（5.3.0）完成。FreeSurfer 的处理流程主要包括：

1）应用线性配准法将个体原始图像配准到 Talairach 空间；

2）不均匀场校正，对脑白质的信号进行均一化的处理；

3）将颅骨、头皮等非脑组织结构剥离；

4）将大脑分割为灰质和白质等组织；

5）将白质外表面与灰质外表面间夹层形成皮层图像；

6）利用顶点（vertex）作为皮层基本单元，在此基本单元上计算形态学特征提取，如灰质体积、皮层厚度、皮层表面积、复杂度等；

7）将 Desikan-Killiany 脑图谱中对应的各个顶点形态学特征重新整合，得到各个脑区的形态学特征。Desikan-Killiany 脑图谱主要是依据皮层的沟回结构将两个半脑的皮层分别划分了 34 个脑区，各个脑区名称见表 4-1。流程示意图如图 4-18 所示。

本研究将通过 5 个形态学特征构建脑网络。分别是①皮层厚度；②平均曲率；③灰质体积；④表面积；⑤复杂度指标。

（4）加权个体形态学脑网络构建

由于各个形态学特征存在数量级上的显著差别（$10^{-2} \sim 10^3$），所以本研究中全部形态学特征是以 z 分数（z score）的形式来进行后续计算。z 分数的计算是各个特征值先减去其所有脑区的平均值再除以标准差。该步骤由 SPSS（v22.0）完成。为了构建个体形态学脑网络，本研究现将各个脑区的 5 个形态学特征组合为 1 个特征向量（见图 4-1）。因此，脑区间的连接则可用过计算脑区间特征向量的 Pearson 相关得到。

（5）图论分析

1）脑网络效率。脑网络效率这一概念首次由 Latora 等人于 2001 年提出[42]，主要评估网络信息传递的效率。从全局来看，脑网络全局效率（$E_{global}$）反映了整个脑网络信息往返传递的效率，而脑网络局部效率（$E_{local}$）则对脑网络中各个节点在信息传递过程中的能力进行评价。

2）网络属性。本研究中使用节点标准化中介性（$NB_i$）来筛选核心节点，具体方法是：①分别计算 $NB_i$ 的均值和标准差；②如果某个节点的 $NB_i$ 大于均值与标准差之和，即认定为核心节点。基于个体形态学脑网络，本研究首先计算出各个被试的核心节点，群组核心节点的选择标准为至少有 30% 的组内被试把该节点作为核心节点。

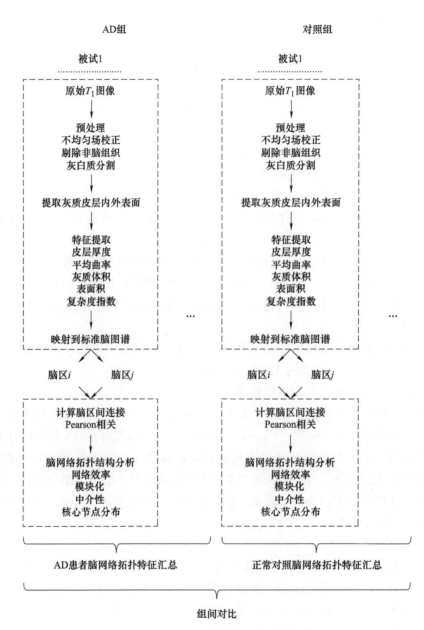

图 4-18　个体形态学脑网络对比研究流程图

（6）统计分析

为了后续独立双样本 t 检验的合理性，本研究首先使用 SPSS 的 Kolmogorov-Smirnov 检验来验证脑区间连接强度的正态性。结果表明，大部分脑区间连接强度分布不满足正态分布。通过费希尔变换（Fisher's Transform）也未能实现其正态性的转化。因此，我们对脑区间的连接强度值运用秩变换[43]。积分相等数值将会被秩均值所替换。此外，我们还针对两组数据进行了 Levene 方差齐性检验[44]。然后，我们针对 $E_{global}$，Q 和 MMSE 评分以及每个脑区的 $E_{local}$，$BC_i$ 和脑区间连接实施独立双样本 t 检验来显示组间显著差异（结果经过 FDR 校正）。认知功能水平（MMSE）和脑网络属性（Eglobal、Elocal、mBC 和 Q）之间的关系通过 Spearman 相关来评估，其中 mBC 是每个受试者跨脑区的平均 $BC_i$。由于存在极大的组间相似性，故年龄和性别的影响被排除在外，同时对所有变量的异常值进行检查和排除。

**3. 研究结果**

（1）脑区连接差异

独立双样本单边 t 检验显示，AD 患者的脑区间连接显著改变（$p<0.05$）。在脑区间 2278 个连接中（$68×67/2=2278$），52 个连接被识别出有显著差异（见表 4-12 列出的按正相关降低、负相关降低、正相关增加和负相关增加的顺序排列）。其中，65.4% 的异常连接在 AD 患者中显示出减弱的相关性（连接强度趋向为零）。特别是，在颞叶、额叶和顶叶发现了 17 个降低的正相关（见图 4-19a 和表 4-12）。例如，左侧内嗅皮质和双侧额下回三角区脑区之间的连接，以及右半球中颞回和顶叶之间的连接。另外，在 AD 患者中观察到 17 种减弱的负相关（见图 4-19b 和表 4-12），如左侧内嗅皮质与枕叶中的各个双侧脑区之间的连接。与此同时，在 AD 患者中，有 18 个关联显著增强（9 个阳性和 9 个阴性）（见图 4-19c、图 4-19d 和表 4-12），主要涉及颞叶、额叶和顶叶。广泛改变的连接被发现集中在特定脑区，如左侧内嗅皮质。

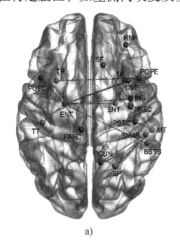
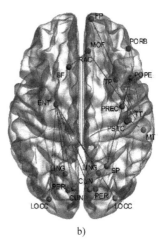

图 4-19　形态学脑网络连接显著改变示意图

a）正相关减弱　b）负相关减弱

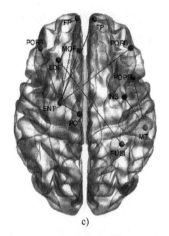 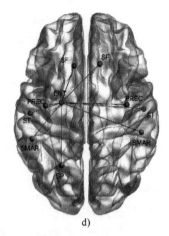

图 4-19　形态学脑网络连接显著改变示意图（续）

c）正相关增强　d）负相关增强

（见彩插，红色代表额叶脑区，绿色代表颞叶脑区，蓝色代表枕叶脑区，
黄色代表顶叶脑区，灰色代表扣带回，紫色代表脑岛）

表 4-12　脑区间显著改变的连接

| 脑　　区 | | 相关性 | | t 值 |
| --- | --- | --- | --- | --- |
| | | 对照组 | AD 组 | |
| 左侧内嗅皮质（ENT） | 右侧脑岛（INS） | 0.8 | 0.42 | 4.49 |
| 左侧内嗅皮质（ENT） | 右侧颞上回后部（BSTS） | 0.86 | 0.5 | 4.39 |
| 左侧内嗅皮质（ENT） | 右侧额中回上部（CMF） | 0.64 | 0.18 | 3.58 |
| 左侧颞极（TP） | 右侧额下回后部（POPE） | 0.83 | 0.71 | 3.22 |
| 左侧内嗅皮质（ENT） | 左侧旁中央小叶（PARC） | 0.56 | 0.22 | 2.75 |
| 左侧内嗅皮质（ENT） | 右侧额下回后部（POPE） | 0.86 | 0.67 | 2.54 |
| 右侧额下回后部（POPE） | 右侧颞极（TP） | 0.79 | 0.69 | 2.41 |
| 左侧内嗅皮质（ENT） | 左侧额下回后部（POPE） | 0.79 | 0.45 | 2.37 |
| 右侧颞中回（MT） | 右侧中央后回（PSTC） | 0.3 | 0.02 | 2.24 |
| 右侧颞中回（MT） | 右侧额上回（SF） | 0.59 | 0.31 | 2.24 |
| 左侧内嗅皮质（ENT） | 左侧颞横回（TT） | 0.71 | 0.4 | 2.15 |
| 左侧内嗅皮质（ENT） | 右侧内嗅皮质（ENT） | 0.97 | 0.83 | 2.05 |
| 右侧颞中回（MT） | 右侧楔前叶（PCUN） | 0.33 | 0.12 | 1.78 |
| 右侧颞中回（MT） | 右侧顶叶上回（SP） | 0.36 | 0.16 | 1.43 |
| 右侧颞中回（MT） | 右侧中央前回（PREC） | 0.37 | 0.21 | 1.11 |
| 右侧颞中回（MT） | 右侧额中回下部（RMF） | 0.24 | 0.12 | 0.86 |
| 右侧颞中回（MT） | 右侧缘上回（SMAR） | 0.49 | 0.4 | 0.81 |

正相关减弱

（续）

| 脑　　区 | | 相关性 | | $t$ 值 |
|---|---|---|---|---|
| | | 对照组 | AD 组 | |
| 负相关减弱 | 左侧内嗅皮质（ENT） | 左侧枕叶外侧（LOCC） | −0.97 | −0.8 | −4.65 |
| | 左侧楔叶（CUN） | 左侧内嗅皮质（ENT） | −0.59 | −0.26 | −4.25 |
| | 左侧内嗅皮质（ENT） | 左侧舌回（LING） | −0.89 | −0.62 | −3.71 |
| | 左侧额上回（SF） | 右内侧眶额（MOF） | −0.73 | −0.38 | −3.54 |
| | 右侧额下回后部（POPE） | 右侧顶叶上回（SP） | −0.73 | −0.49 | −3.19 |
| | 左侧内嗅皮质（ENT） | 右侧楔叶（CUN） | −0.55 | −0.26 | −3.07 |
| | 左侧内嗅皮质（ENT） | 右侧舌回（LING） | −0.85 | −0.54 | −2.93 |
| | 右侧颞中回（MT）R | 右侧前扣带回后部（RAC） | −0.32 | −0.04 | −2.68 |
| | 右侧额下回后部（POPE） | 右侧中央前回（PREC） | −0.4 | −0.1 | −2.68 |
| | 左侧内嗅皮质（ENT） | 左侧距状旁回（PERI） | −0.75 | −0.45 | −2.64 |
| | 右侧额下回后部（POPE） | 右侧中央后回（PSTC） | −0.66 | −0.48 | −2.54 |
| | 左侧内嗅皮质（ENT） | 右侧枕叶外侧（LOCC） | −0.93 | −0.79 | −2.24 |
| | 左侧内嗅皮质（ENT） | 右侧距状旁回（PERI） | −0.75 | −0.51 | −2.15 |
| | 右侧颞中回（MT） | 右侧额极（FP） | −0.44 | −0.25 | −1.90 |
| | 右侧颞中回（MT） | 右侧额下回眶部（PORB） | −0.42 | −0.19 | −1.63 |
| | 右侧颞中回（MT） | 右侧颞极（TP） | −0.15 | 0.05 | −1.20 |
| | 右侧颞中回（MT） | 右侧颞横回（TT） | −0.14 | −0.06 | −0.89 |
| 正相关增强 | 左侧内嗅皮质（ENT） | 左侧额极（FP） | 0.25 | 0.58 | −4.02 |
| | 左侧内嗅皮质（ENT） | 右侧额极（FP） | 0.3 | 0.59 | −3.50 |
| | 左侧内嗅皮质（ENT） | 左侧额下回眶部（PORB） | 0.48 | 0.67 | −3.07 |
| | 左侧内嗅皮质（ENT） | 左侧扣带回后部（PC） | 0.29 | 0.61 | −2.93 |
| | 左侧内嗅皮质（ENT） | 右侧额下回眶部（PORB） | 0.51 | 0.72 | −2.68 |
| | 左侧内嗅皮质（ENT） | 左内侧眶额（MOF） | −0.15 | 0.15 | −2.24 |
| | 右侧颞中回（MT） | 右侧额下回后部（POPE） | −0.04 | 0.19 | −2.21 |
| | 左侧外侧眶额（LOF） | 右侧梭状回（FUSI） | −0.04 | 0.05 | −0.43 |
| | 右侧颞中回（MT） | 右侧脑岛（INS） | 0.17 | 0.21 | −0.29 |
| 负相关增强 | 左侧内嗅皮质（ENT） | 左侧中央前回（PREC） | −0.29 | −0.55 | 3.97 |
| | 左侧内嗅皮质（ENT） | 左侧额上回（SF） | −0.45 | −0.63 | 3.97 |
| | 左侧内嗅皮质（ENT） | 右侧颞上回（ST） | 0.06 | −0.29 | 3.54 |
| | 左侧内嗅皮质（ENT） | 右侧额上回（SF） | −0.49 | −0.67 | 3.19 |
| | 左侧内嗅皮质（ENT） | 左侧颞上回（ST） | 0.06 | −0.30 | 3.07 |

（续）

| 脑　区 | | 相关性 | | t 值 |
|---|---|---|---|---|
| | | 对照组 | AD 组 | |
| 负相关增强 | 左侧内嗅皮质（ENT）　右侧中央前回（PREC） | −0.34 | −0.56 | 2.96 |
| | 左侧内嗅皮质（ENT）　左侧顶叶上回（SP） | −0.75 | −0.79 | 2.15 |
| | 左侧内嗅皮质（ENT）　右侧缘上回（SMAR） | −0.42 | −0.58 | 2.09 |
| | 左侧内嗅皮质（ENT）　左侧缘上回（SMAR） | −0.42 | −0.62 | 2.05 |

（2）网络属性和认知功能的组间差异

我们采用独立双样本单边 t 检验（$p<0.05$）检测到正常对照组与 AD 组认知功能及多种脑网络特征存在差异。统计检验结果显示 AD 组的 MMSE 评分呈现出显著下降（$p=3.66\times10^{-5}$，如图 4-20a 所示）。同时，在 AD 组中也检测到 $E_{global}$ 的显著减少（$p=4.79\times10^{-3}$，如图 4-20b 所示）。然而，$Q$（如图 4-20c 所示）、$E_{local}$（如图 4-20d 所示）和 BC（如图 4-20e 所示）却都没有表现出显著的组间变化。

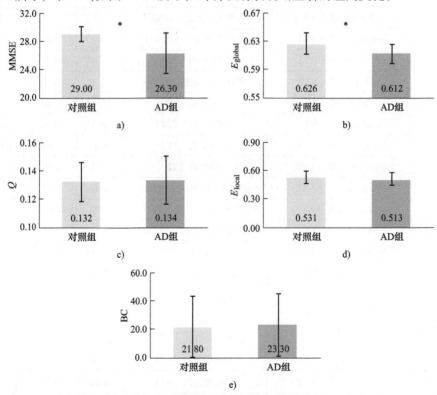

图 4-20　对照组与患者组 MMSE 评分以及网络测度对比图

（星号表示具有显著性差异，柱状图均为组平均值）

（3）认知行为关联

基于 Spearman 相关系数我们进一步研究了认知功能与各脑网络特征之间的关系，如图 4-21 所示。结果表明，MMSE 评分几乎与模块度（$Q$）无关（$r = 0.015$），而与 $E_{global}$（$r = 0.14$）、$mE_{local}$（表示每个受试者的所有脑区的平均 $E_{local}$，$r = 0.24$）和 mBC（代表每个受试者的所有脑区的平均 mBC，$r = -0.22$）略有关联。但值得注意的是，只有一个正常对照组的 MMSE 得分低于 28 分（26 分），而脑网络特征的分布在 MMSE 得分较高的脑区（即图 4-21 中虚线间脑区）上存在较为明显的组间差异。例如，患者的 mBC 一般大于正常对照组（如图 4-21a 所示），而患者的 $E_{global}$ 和 $mE_{local}$ 普遍低于对照组（如图 4-21b 和 4-21c 所示）。独立双样本 t 检验进一步证实 mBC（$p = 0.007$）、$E_{global}$（$p = 0.01$）、$mE_{local}$（$p = 0.004$）组间存在显著差异。由此，我们定义了一个较高的 MMSE 评分区间（28~30，图 4-21 中以两条虚线标出），将 MMSE 评分与脑网络特征结合起来作为识别 AD 患者的标准。具体而言，MMSE 评分低于 28 分的受试者被视为 AD 患者，对于 MMSE 评分高于 28 分的受试者，脑网络特征可为区分患者与正常对照者提供额外信息。事实上，依据 $E_{global}$、$mE_{local}$ 和 mBC，在 8 例 MMSE 评分较高的患者中，有 7 例患者的 MMSE 评分高于正常对照组。只有一名患者无法通过网络测度结果辨别，该患者与对照组的 $E_{global}$、$mE_{local}$ 和 mBC 均呈现相似结

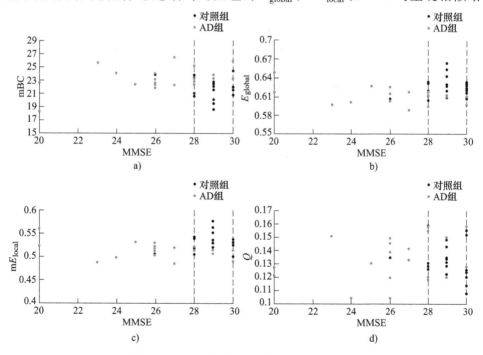

图 4-21　MMSE 评分与网络测度关系示意图

（虚线间脑区内为较高 MMSE 评分区）

果。由于组间边界模糊，统计分析结果不显著，模块度 $Q$ 无法提供进一步的信息（如图 4-21d 所示）。具体 AD 组和对照组的 MMSE 评分与对应脑网络特征见表 4-13 和表 4-14。

表 4-13　AD 组 MMSE 评分和对应脑网络特征

| 被试编号 | MMSE 评分 | mBC | $E_{global}$ | $E_{local}$ | $Q$ |
|---|---|---|---|---|---|
| 1 | 28 | 22.85 | 0.61 | 0.52 | 0.12 |
| 2 | 26 | 25.24 | 0.60 | 0.49 | 0.15 |
| 3 | 26 | 23.26 | 0.61 | 0.51 | 0.16 |
| 4 | 27 | 24.03 | 0.60 | 0.50 | 0.15 |
| 5 | 28 | 22.56 | 0.62 | 0.52 | 0.10 |
| 6 | 30 | 22.41 | 0.63 | 0.53 | 0.13 |
| 7 | 20 | 26.56 | 0.59 | 0.48 | 0.13 |
| 8 | 25 | 22.32 | 0.62 | 0.52 | 0.14 |
| 9 | 28 | 22.59 | 0.62 | 0.52 | 0.12 |
| 11 | 28 | 23.35 | 0.61 | 0.52 | 0.12 |
| 12 | 20 | 25.68 | 0.60 | 0.49 | 0.15 |
| 13 | 26 | 25.88 | 0.60 | 0.49 | 0.16 |
| 14 | 26 | 23.18 | 0.62 | 0.51 | 0.15 |
| 15 | 24 | 21.79 | 0.63 | 0.53 | 0.14 |
| 16 | 30 | 23.82 | 0.61 | 0.51 | 0.15 |
| 17 | 29 | 18.38 | 0.65 | 0.56 | 0.13 |
| 18 | 26 | 22.29 | 0.62 | 0.52 | 0.12 |
| 19 | 29 | 22.41 | 0.62 | 0.52 | 0.12 |
| 20 | 23 | 24.12 | 0.60 | 0.50 | 0.10 |

表 4-14　对照组 MMSE 评分和对应脑网络特征

| 被试编号 | MMSE 评分 | mBC | $E_{global}$ | $E_{local}$ | $Q$ |
|---|---|---|---|---|---|
| 1 | 30 | 20.85 | 0.62 | 0.53 | 0.12 |
| 2 | 29 | 20.09 | 0.64 | 0.55 | 0.13 |
| 3 | 30 | 21.56 | 0.63 | 0.53 | 0.13 |
| 4 | 29 | 21.47 | 0.63 | 0.54 | 0.15 |
| 5 | 30 | 19.50 | 0.65 | 0.56 | 0.12 |
| 6 | 26 | 22.09 | 0.63 | 0.54 | 0.13 |
| 7 | 30 | 23.88 | 0.61 | 0.51 | 0.13 |

（续）

| 被试编号 | MMSE 评分 | mBC | $E_{global}$ | $E_{local}$ | $Q$ |
|---|---|---|---|---|---|
| 8 | 29 | 21.94 | 0.62 | 0.53 | 0.12 |
| 9 | 28 | 20.74 | 0.63 | 0.54 | 0.13 |
| 10 | 29 | 20.59 | 0.63 | 0.54 | 0.13 |
| 11 | 29 | 22.68 | 0.62 | 0.52 | 0.13 |
| 12 | 29 | 21.59 | 0.63 | 0.54 | 0.11 |
| 13 | 29 | 22.50 | 0.62 | 0.52 | 0.15 |
| 14 | 28 | 23.74 | 0.60 | 0.51 | 0.13 |
| 15 | 29 | 23.38 | 0.62 | 0.52 | 0.16 |
| 16 | 28 | 21.53 | 0.62 | 0.53 | 0.11 |
| 17 | 30 | 23.79 | 0.61 | 0.51 | 0.13 |
| 18 | 28 | 24.41 | 0.61 | 0.50 | 0.16 |
| 19 | 30 | 18.59 | 0.66 | 0.58 | 0.14 |
| 20 | 30 | 21.09 | 0.63 | 0.54 | 0.13 |

（4）核心节点的空间分布

对照组和 AD 组核心节点空间分布示意图如图 4-22 所示。首先将每个受试者脑网络中具有较大 $NB_i$ 的节点确定为核心节点，然后选择最"流行"的被试核心节点作为组核心节点。在对照组中，有 11 个节点判定为组核心节点，即有超过 30% 的受试者单独将其作为核心节点（见图 4-22 中的 A 和表 4-15），包括 2 个

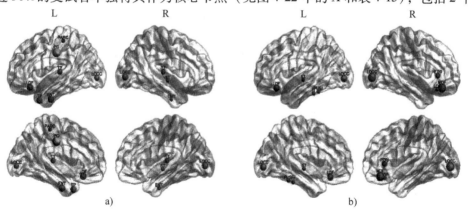

图 4-22　对照组和 AD 组核心节点空间分布示意图

a）对照组　b）患者组

（见彩插，球体体积代表该脑区重要性；红色代表额叶脑区，绿色代表颞叶脑区，
蓝色代表枕叶脑区，黄色代表顶叶脑区，灰色代表扣带回，紫色代表脑岛）

87

听觉初级功能区、2个边缘脑区、7个高级功能区。而在 AD 组中，9个节点被标识为与上述标准相同的组核心节点（见图 4-22 中的 B 和表 4-16），包括 3个边缘脑区和 6个单一或高级功能区。这两组的组核心节点主要位于单一或高级功能区（13个脑区），特别是在颞叶（9个脑区，对照组有 6个和 AD 组有 3个）、额叶（6个脑区，NC 组有 2个和 AD 组有 4个）和枕叶（4个脑区，NC 组有 2个和 AD 组 2个）。AD 患者的枕叶核心节点（双侧枕外侧回）保留良好。但额叶和颞叶的情况则大不相同，AD 组只保留额叶的一个核心节点（左额眶回），颞叶无核心节点。再者，AD 患者核心节点分布也发生了变化。例如，在 AD 患者中，颞叶中的核心节点转移到左侧，而额叶中核心节点的左侧分布转移到右半球。

表 4-15　对照组核心节点（超过 30% 的被试将该节点作为核心节点，
avgBC 表示被试间该节点中介性平均值）

| 脑区 | 脑叶 | 分级 | 被试百分比 | avgBC |
|---|---|---|---|---|
| 左侧扣带回后部（PCG） | 扣带回 | 边缘 | 45% | 32.9 |
| 左侧内嗅皮质（ENT） | 颞叶 | 高级 | 40% | 39.1 |
| 左侧外侧眶额（LOF） | 额叶 | 边缘 | 40% | 39.1 |
| 左侧颞极（TP） | 颞叶 | 高级 | 40% | 28.9 |
| 右侧枕叶外侧（LOCC） | 枕叶 | 高级 | 40% | 37.4 |
| 左侧枕叶外侧（LOCC） | 枕叶 | 高级 | 35% | 35.4 |
| 左侧颞横回（TT） | 颞叶 | 初级（听觉） | 35% | 31.3 |
| 右侧颞横回（TT） | 颞叶 | 初级（听觉） | 35% | 32.5 |
| 左侧旁中央小叶（PARC） | 额叶 | 高级 | 30% | 26 |
| 右侧内嗅皮质（ENT） | 颞叶 | 高级 | 30% | 33.4 |
| 右侧颞上回（STG） | 颞叶 | 高级 | 30% | 36.3 |

表 4-16　AD 组核心节点（超过 30% 的被试将该节点作为核心节点，
avgBC 表示被试间该节点中介性平均值）

| 脑区 | 脑叶 | 分级 | 被试百分比 | avgBC |
|---|---|---|---|---|
| 右侧枕叶外侧（LOCC） | 枕叶 | 高级 | 45% | 36 |
| 右侧内侧眶额（MOF） | 额叶 | 边缘 | 45% | 37.5 |
| 左侧枕叶外侧（LOCC） | 枕叶 | 高级 | 40% | 44.7 |
| 左侧外侧眶额（LOF） | 额叶 | 边缘 | 40% | 39.1 |
| 右侧额下回三角部（PTRI） | 额叶 | 高级 | 35% | 38.6 |
| 左侧梭状回（FUSI） | 颞叶 | 高级 | 30% | 31.1 |
| 左侧颞下回（ITG） | 颞叶 | 高级 | 30% | 24.8 |
| 左侧颞上回（STG） | 颞叶 | 高级 | 30% | 35.3 |
| 右侧外侧眶额（LOF） | 额叶 | 边缘 | 30% | 32.4 |

此外，AD 组和对照组个体被试的所有核心节点分别见表 4-17 和表 4-18。在两组中，各个被试核心节点相似度均较低，也表明个体差异性极大，并且该差异性不受疾病的影响。

表 4-17  AD 组被试其余 5%~25%的核心节点

| 脑区 | 被试百分比 | avgBC | 脑区 | 被试百分比 | avgBC |
|------|-----------|-------|------|-----------|-------|
| PREC_L | 25% | 28.6 | MOF_L | 10% | 24.5 |
| SMAR_L | 25% | 26.8 | MT_L | 10% | 20.4 |
| TT_L | 25% | 27.7 | PERI_L | 10% | 18.2 |
| BSTS_R | 25% | 21.6 | FP_L | 10% | 22 |
| CAC_R | 25% | 35.3 | INS_L | 10% | 18.7 |
| CUN_R | 25% | 23.9 | IP_R | 10% | 17.3 |
| PHG_R | 25% | 26.5 | LING_R | 10% | 17.5 |
| PC_R | 25% | 30 | PARC_R | 10% | 19.9 |
| ST_R | 25% | 34.7 | RMF_R | 10% | 30.9 |
| CMF_L | 20% | 37.1 | TP_R | 10% | 20.7 |
| LING_L | 20% | 27.2 | BSTS_L | 5% | 18.3 |
| POPE_L | 20% | 25.5 | CUN_L | 5% | 15.9 |
| TP_L | 20% | 28.1 | PORB_L | 5% | 16.6 |
| ENT_R | 20% | 26.9 | PSTC_L | 5% | 13.5 |
| POPE_R | 20% | 26.1 | PC_L | 5% | 19.6 |
| ENT_L | 15% | 26.2 | RMF_L | 5% | 19 |
| ISTC_L | 15% | 27.4 | SF_L | 5% | 17.4 |
| PARC_L | 15% | 23.8 | CMF_R | 5% | 21.2 |
| PTRI_L | 15% | 14.7 | MT_R | 5% | 15.1 |
| RAC_L | 15% | 21.2 | PORB_R | 5% | 15.9 |
| SP_L | 15% | 15.2 | PREC_R | 5% | 21.4 |
| FUSI_R | 15% | 24.7 | PCUN_R | 5% | 13.7 |
| IT_R | 15% | 17.2 | SMAR_R | 5% | 13.4 |
| ISTC_R | 15% | 22.2 | FP_R | 5% | 18.6 |
| PERI_R | 15% | 31.9 | TT_R | 5% | 21.2 |
| SF_R | 15% | 24.9 | INS_R | 5% | 17.2 |
| CAC_L | 10% | 16.4 | — | — | — |

表4-18　对照组被试其余 5%~25% 的核心节点

| 脑区 | 被试百分比 | avgBC | 脑区 | 被试百分比 | avgBC |
|---|---|---|---|---|---|
| CMF_L | 25% | 26.4 | SF_L | 10% | 14.8 |
| FUSI_L | 25% | 33.9 | SMAR_L | 10% | 21.9 |
| RMF_L | 25% | 28.2 | BSTS_R | 10% | 20.7 |
| FP_L | 25% | 23.8 | CAC_R | 10% | 15.9 |
| ISTC_R | 25% | 25.7 | CMF_R | 10% | 23.5 |
| PC_R | 25% | 26.5 | PORB_R | 10% | 22 |
| TP_R | 25% | 24.9 | PTRI_R | 10% | 24.9 |
| PHG_L | 20% | 22.7 | CUN_L | 5% | 21.5 |
| ST_L | 20% | 35.5 | IT_L | 5% | 14.6 |
| CUN_R | 20% | 29.8 | ISTC_L | 5% | 22.4 |
| PHG_R | 20% | 21.8 | MT_L | 5% | 11.8 |
| RMF_R | 20% | 25.1 | PORB_L | 5% | 15.9 |
| IP_L | 15% | 16.4 | PCUN_L | 5% | 15.1 |
| LING_L | 15% | 22.1 | RAC_L | 5% | 14.7 |
| MOF_L | 15% | 25.6 | SP_L | 5% | 7.4 |
| PTRI_L | 15% | 26.2 | IP_R | 5% | 17.1 |
| FUSI_R | 15% | 21.6 | LING_R | 5% | 17.9 |
| MOF_R | 15% | 22.7 | MT_R | 5% | 11.6 |
| PARC_R | 15% | 19.9 | PERI_R | 5% | 19.6 |
| POPE_R | 15% | 22.6 | PREC_R | 5% | 15.8 |
| INS_R | 15% | 21.2 | RAC_R | 5% | 16.5 |
| BSTS_L | 10% | 18.8 | SF_R | 5% | 13.2 |
| CAC_L | 10% | 16.8 | SMAR_R | 5% | 19.4 |
| PERI_L | 10% | 25.7 | FP_R | 5% | 16.9 |
| PREC_L | 10% | 23.6 | — | — | — |

## 4. 结果讨论

在最近的研究中，基于各种形态特征，如皮质厚度和脑区体积，已经发现并重复验证了脑区间的形态相似性[20,45]。观察结果表明，在忽略空间距离的同时，大脑各脑区的形态特征之间存在相互作用。连接结构的形成可能会捕捉到长期的神经生物学效应[46]。然而，这种共变模式的支撑机制仍然是难以捉摸的。一些猜想已经产生了一些争论，比如相互营养效应[47]、环境相关的可塑性[48]、遗传影响[49]和正常发育[50]。轴突张力理论最近也被提及[51]，指出由于受到机械力的拉动，相互连接的脑区可能会变得更厚或更薄[52]。

正相关和负相关的衰减（主要见于 AD 患者）可能意味着大脑各脑区的结构共变被破坏[53]。尤其是通过颅内脑电图在健康受试者中发现的颞额连接[54]，在 AD 患者中大部分被破坏。通过脑磁图的研究也发现 AD 患者颞叶与额叶同步功能恶化[55]，这可能是导致听觉输入异常的原因之一。枕颞连接也存在明显的损伤，这与枕颞脑区间白质连接受损的研究结果一致[56]。除此之外，AD 患者脑区间的相关性也存在增强现象。研究者们对这些加强的脑区间连接的机制目前仍然知之甚少，但也有一些推测，如未受攻击的脑区会出现功能补偿或灰质的同步萎缩[57]。前期大脑功能的研究已经发现双侧同源脑区之间具有强大功能相关性[58-60]，这一结果也印证了我们的发现，如左侧嗅皮层和双侧枕骨和额叶脑区连接强度同时发生改变，见图 4-19。

左侧内嗅皮质被认为是 AD 患者中受影响最严重的脑区之一，其连接强度的改变也被认为是 AD 研究中的一个主要指标[61-63]。内嗅皮质的功能通常被认为是信息由大脑皮层（经历的内容和背景）向海马输入的基本通道[64]，于是内嗅皮质受损可能会导致情景记忆功能的中断，即 AD 患者的典型症状之一[65]。目前，内嗅皮质最易受到攻击的根本原因尚不清楚。一项纵向研究发现，内嗅皮质不仅是 AD "最爱的脑区"，而且在正常的衰老过程中也会出现萎缩[66]。因此，这种年龄脆弱性可能使该脑区对 AD 的病理变化更加敏感[67]。有研究也检测到轻度认知障碍患者和 AD 患者的内嗅皮质与周围脑区连接会出现选择性中断[68]。除内嗅皮质外，右侧颞中回是第二易受攻击的脑区。在其他轻度 AD 患者的研究中常发现颞中回出现萎缩[69]。前期功能性神经影像学研究也表明，颞中回参与多种认知过程，如语义记忆[70]。而语义信息缺失在 AD 患者中也曾被检测到[71]。

此外，群组核心节点的确定是基于在每个组中将某脑区单独作为核心节点的受试者的比例。从表 4-17 和表 4-18 中可以看出，两组的核心节点的最大拥有率都只有 45%，这意味着在分析人脑时，个体间的差异是一个不可忽视的因素[72]。这也与对照组被试可能会出现较低 MMSE 评分，而患者却可以得到较高 MMSE 评分的研究结果相一致。本研究未发现组间脑区中介性存在显著差异（见图 4-20e），这可能是由于受试者招募的年龄范围相同（70~79 岁）或 AD 轻度异常所致。但我们观察到组核心节点的分布存在明显的组间差异，如 AD 组缺失后扣带皮层和内嗅皮质，这与之前的研究相一致[73,74]。有证据表明，AD 患者的后扣带皮层代谢减少[75,76]，并且从后扣带皮层到全脑的白质纤维数量也减少了[77]。再则，双侧内嗅皮质萎缩也可能是导致其丧失与其他脑区的结构共变的原因之一[78]。也有研究表明，在 AD 早期阶段即存在部分脑区会受到 AD 的不均衡影响[56,79]。

MMSE 评分被认为是 AD 诊断的一个有效指标，在多项研究中被广泛应用于确定受试者的认知功能状态[80]。在本研究中，所有 MMSE 评分低于 25 的被试均来自 AD 患者，这明确了两组之间的界限。但是，见图 4-21，也有一些患者 MMSE 评分甚至高于正常对照组。于是，将具有较高 MMSE 评分的患者，特别是 AD 早期阶段的患者与正常老化被试区分开，成为一个优先考虑的问题。功能和形态学的脑网络研究表明，AD 患者认知和记忆能力下降与小世界网络结构的破坏有关，尤其是与正常老化相比，其特征路径长度更长，聚类系数更大[81,82]。特征路径长度和聚类系数分别揭示了脑网络结构的整体性和分离性，类似的指标还有脑网络全局和局部效率。因此，当 AD 患者和对照组被试出现 MMSE 评分相似的情况时，$E_{global}$ 和 $E_{local}$ 可能会提供额外的信息帮助我们得到更准确的判断结果[83]。除此之外，前期研究也发现脑区的中介性以及全脑平均中介性也是 AD 的敏感指标之一[84,85]。AD 患者在较高的 MMS 评分区内会出现更高 BC 的原因尚不清楚，但我们可以推测其可能是对脑网络效率降低的一种补偿，从而达到与正常对照组相似的认知功能。由此，BC 也可以为提高早期 AD 预测的准确性提供辅助信息。然而，尽管功能脑网络的研究表明 AD 患者的脑网络结构确实发生了改变，但在本研究中，模块化却并不能区分患者和正常对照被试[86]。这一现象可能是由于模块化对个体间差异的敏感性，导致了不同被试间以及不同群体间均存在较大差异。综上所述，本研究表明，个体形态学脑网络特征可以作为 AD 早期诊断的指标，尤其是 BC 和脑网络全局效率。

同时，本研究仅应用了五种形态学特征来构建个体形态学脑网络。究其原因，这五种形态学特征都曾被用于构建形态学脑网络[87]，这意味着这些特征的可行性已被验证，可以代表大脑皮层的形态学结构。今后的研究中也可以添加更多的图像特征来补充脑网络中包含的形态学信息，比如纹理、矩等一般图像特征。

## 4.2.4 基于脑功能连接的脑发育与老化研究

### 1. 研究背景

海马（Hippocampus，HIP）是大脑记忆功能的中枢，尤其是情景记忆功能（episodic memory）。情景记忆是以时间和空间为坐标对个人亲身经历的、发生在一定时间和地点的情景的一个集合。已有研究表明，情景记忆功能在大脑发育阶段会快速提高，而在老化阶段则会急剧衰退。于是，情景记忆功能也被认为是一生中变化程度最大的认知功能之一。再者，神经性疾病对情景记忆也会造成极大影响。因此，探究情景记忆功能在整个生命周期内的变化趋势对其机制的研究有着重要意义。前期情景记忆功能研究主要集中于青少年期，在婴幼儿出生后几年的研究几乎没有。目前，静息态功能磁共振成像（rsfMRI）的出现使研究成为可能。

在发育过程中，基本的情景记忆技能，如关联/关系记忆，被认为与海马依赖记忆系统（Hippocampus Dependent Memory System，HDMS）密切相关，并已有研究证实其在婴儿期经历了显著的改善[88]。例如，前期研究表明，以月为单位，在出生后的第一年中年龄较大的婴儿能够比年龄较小的婴儿记忆编码的速度更快，记忆保持时间更长，并且恢复记忆的灵活性也更高[89,90]。因而，在这段时间内，海马功能连接有可能也会呈现出快速改善，尤其是前额叶和后顶叶脑区，这些脑区被认为对更有效的记忆编码、巩固和检索至关重要[91-93]。在婴儿期之后，情景记忆发展还存在的一个独特的现象——"婴儿失忆症（infantile amnesia）"。行为学研究推测这有可能与一种潜在指向性记忆回路重组机制有关[94]。由此，在婴儿期和青年期之间可能会存在一些显著的 HDMS 功能连接重组[95]。其次，在老化过程中，情景记忆是大脑所有高级功能中首先衰退的功能之一，并且年龄越大功能下降越为严重。这一现象也可能与 HDMS 的快速失联有关[96]。

迄今为止，在同一项研究中，这些假设从未在人体内进行过系统的探索。为了填补这一研究空白，我们进行了一项 rsfMRI 研究，以 28 名进行完整纵向 rsfMRI 扫描的婴儿（即每名婴儿在 3 周，1 岁和 2 岁时进行扫描）、198 名青年和 28 名老年人的 rsfMRI 扫描图像为基础，描述 HDMS 功能连接的生命周期改变轨迹。选择海马作为种子点（seed），将其他六个初级和高级脑功能区（即 ROI）纳入比较。鉴于如上所述的情景记忆发展的描述特征，我们假设与其他 ROI 相比，基于海马的静息态功能脑连接将在婴儿期出现最快的同步化，从婴儿期到青年期会发生最显著的重组，以及老年期会呈现最急剧的衰退。

**2. 材料与方法**

（1）被试筛选

1）婴儿被试。受试者是美国北卡罗来纳州大学教堂山分校（University of North Carolina at Chapel Hill，UNC at Chapel Hill）早期大脑发育研究的一部分，这是一项关于健康和高危婴儿大脑发育的大型纵向研究[97-100]。所有的婴儿父母都提供了书面的知情同意书，所有的研究方案都由 UNC at Chapel Hill 的机构审查委员会批准。所有婴儿在自然睡眠状态下进行 rsfMRI 数据采集。根据纳入标准招募健康婴儿，包括无染色体或重大先天性异常、新生儿重症监护室停留时间不超过 1 天、无重大母婴疾病和无母婴用药。对具有完整纵向 rsfMRI 数据集的婴儿进行回顾性鉴定，以便每名婴儿在三个数据收集点（即 3 周的新生儿、1 岁婴儿和 2 岁婴儿）都有可用的 rsfMRI 数据。数据质量检查包括至少在 scrubbing 处理后剩余 90 个图像和视觉确认。当双胞胎符合这项研究的条件时，随机选择其中一个。在经过这些步骤筛选之后，28 名健康婴儿（16 名女性）被纳入本研究。

2）青年被试。198 名健康青年（123 名女性，年龄范围为 18 ~ 30 岁）的 rsfMRI 数据来自公开数据集"Cambridge Buckner"，该数据集是"1000 Functional Connectomes Project"项目的一部分（http://fcon_1000. projects. nitric. org）。

3）老年被试。本研究中使用的正常老年被试的 rsfMRI 数据来自 ADNI-2 数据库。共选择 28 名与婴儿被试性别匹配的老年被试（16 名女性，年龄范围为 65 ~ 83 岁），MMSE 的平均得分达到 29.07（标准差 1.09），无任何脑精神类疾病史。

（2）功能磁共振数据采集

1）婴儿被试数据采集。婴儿分别在出生后 3 周、1 岁和 2 岁时使用西门子 3T 磁共振成像系统进行扫描。扫描前给婴儿喂食、包裹并安装护耳装置。使用梯度回波平面序列（$T_R = 52000ms$，$T_E = 532ms$，共 33 层，体素大小 = $4mm^3$，共 150 个图像）获取 5min $T_2^*$ 加权功能图像。使用梯度回波序列（$T_R = 51820ms$，$T_E = 54.38ms$，$T_I = 51100ms$，共 144 层，层厚 1mm，体素大小 = $1mm^3$）获取 $T_1$ 加权结构图像。青年被试数据采集根据 FunctionalConnectomes 项目协议，使用 $T_2^*$ 加权序列（$T_R = 3000ms$，共 47 层，体素大小 = $2×2×4mm^3$，FOV = 256×256）收集每个受试者的 119 个 3T 功能图像，共约 6min。

2）青年、老年被试数据采集。根据 ADNI-2 提供的方案，被试通过 Philips Achieva 3T 磁共振扫描收集 rsfMRI 数据，$T_R = 3000ms$，$T_E = 30ms$，翻转角 = 80°，FOV = 64×64，层厚 3.3mm，共 48 层，140 个图像。

（3）数据预处理

使用 FMRIB 的软件库（FSL，版本 4.1.9）对功能数据进行预处理[101]。具体步骤包括：丢弃前 10 个图像，时间校正，配准和滤波（0.01 ~ 0.08Hz）。对来自全脑的平均信号（Global Signal Regression，GSR）、白质和脑脊液以及六个运动参数进行线性回归。通过 scrubbing 排除信号变化大于 0.5% 和帧位移（Frame Displace，FD）超过 0.5 mm 的图像[102]。利用线性和非线性配准方法结合起来，分别将预处理后的婴儿数据配准到 UNC 的 2 岁婴儿标准模板[103]，青年数据和老年数据配准到 MNI 模板。

（4）功能连接构建

首先进行标准的基于种子点的功能脑连接分析[104]。分别根据成人和婴儿空间的 AAL 脑图谱定义海马和 6 个 ROI：前扣带回皮质（Anterior Cingulate Cortex，ACC）、后扣带回皮质（Posterior Cingulate Cortex，PCC）、额中回（Middle

Frontal Gyrus，MFG）、中央前回（Precentral gyrus，PrCG）和中央后回（Post-central Gyrus，PoCG）以及距状沟（Calcarine Sulcus，CAL）[105]。由于左右侧 ROI 功能连接的相似性，本研究将双侧 ROI 脑区合并为一个脑区（如图 4-23 所示）。对每个 ROI 包含的体素取 BOLD 时间序列平均值，然后与每个大脑体素的时间序列相关联（Pearson 相关），以生成整个大脑功能连接。在组内进行 Fisher 转换后，对 5 个年龄组（即新生儿、1 岁、2 岁、青年期和老年期）分别进行单样本 t 检验，以获得组水平 p 值，来评估显著连接。为了确保一致的显著性阈值和多重比较校正的合理性，本研究将 5 个年龄组的全脑体素 p 值都汇集在一起，通过 FDR 校正后，在 0.05 的显著水平上定义一个统一的校正 p 值阈值[106]。在这一过程中，由于青年组的样本量比其他四组大得多，我们首先在这一组中进行了一个 bootstrapping 方法，即随机选择 28 名（与婴儿性别匹配）青年被试 1000 次，并将所得的 1000 组级 t 统计量平均来计算与所有其他组相似的"代表性"组级 p 值（即用相同样本量获得）。

（5）连接分析

为了更加合理地与成人组进行纵向比较，海马和 6 个对照 ROI 的婴儿功能连接图都被非线性配准到成人模板空间。首先，根据配对 t 检验（即新生儿和 1 岁婴儿之间的比较，1 岁婴儿和 2 岁婴儿之间的比较）或双样本 t 检验（即 2 岁婴儿和青年被试之间的比较，青年被试和老年被试之间的比较）得到组间显著差异。根据 $p<0.05$，在 FDR 校正后重新定义显著性 p 值阈值并得到组间改变的显著性。随后，对海马和 6 个对照 ROI 的显著性连接进行统计分析，以进一步量化它们在整个生命周期中的变化。

具体地，本研究计算了关于海马和每个对照 ROI 的标准化连接数量（Normalized Amount，NA）：首先计算每个年龄组中与 ROI 正相关的体素数量，然后每组的体素数量（新生儿、1 岁、2 岁和老年组）和青年组进行对比，从而实现数量的标准化。该指标提供了每个年龄组中每个 ROI 的相对连接数量与相应的青年组连接水平的比较评估。

本研究还计算了有效连接数量（Effective Amount，EA）：该指标计算了各个年龄组与青年组的正相关功能连接图重叠体素的百分比。EA 量化了存在于其他年龄组中的青年期有效连接的百分比。本研究最后计算了有效模式（Effective Pattern，EP）：该指标评估了各年龄组的功能连接图与青年组功能连接图的 Pearson 相关。因此，EP 揭示了每个年龄组的 ROI 功能连接模式与青年组的相似程度。所有 NA、EA、EP 这三种度量都旨在揭示 ROI 功能连接与完整连接（即青年期功能连接）的距离。

### 3. 研究结果

左右侧海马功能连接发育与老化对比图如图 4-23 所示。图 4-24a 显示了新生儿、1 岁、2 岁、青年（年龄范围：18～30 岁）和老年（年龄范围：65～83 岁）海马的功能连接图。图 4-24b 显示了各年龄组间海马功能连接的显著改变。考虑到海马和默认模式网络（Default Mode Network，DMN）之间的密切关系[107,108]，本研究根据 Andrews-Hanna 等人提出的 DMN 节点坐标[109]，将三个 DMN 子系统（核心子系统、背侧子系统和腹侧子系统）的关键节点覆盖在连接图上。具体来说，新生儿海马连接模式包括海马区（Hippocampal Formation，HF）、海马旁回（Parahippocampal Gyrus，PHC）、后斜纹皮质（Retrosplenial cortex，Rsp）和皮质下核团（subcortical regions）。这种模式类似于 DMN 的腹侧子系统，但缺少两个关键组成部分，即后顶下叶小叶（postieror Inferior Parietal Lobule，pIPL）和腹侧内侧前额叶皮层（ventral Medial Prefrontal Cortex，vMPFC）。在生命周期的第一年，我们观察到 HDMS 发生了显著的空间扩张，导致全脑分布的功能连接系统地覆盖了 HF、PHC、Rsp、pIPL、vMPFC、后扣带回（Posterior Cingulate Cortex，PCC）、前侧内侧前额叶（anterior MPFC，aMPFC）、部分颞极（Temporal Pole，TempP）和背侧内侧前额叶（dorsal MPFC，dMPFC）。1 岁婴儿的海马功能连接系统不仅覆盖了 DMN 的整个腹侧子系统，还包含了 DMN 的核心子系统和部分背侧子系统，表明在这个年龄段海马功能连接与 DMN 系统的整合程度已经

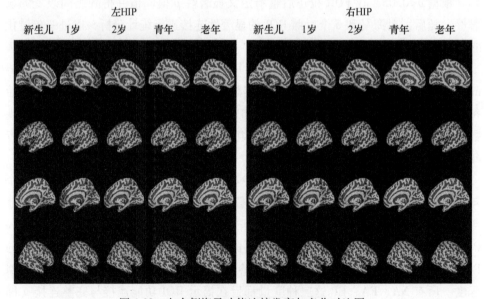

图 4-23　左右侧海马功能连接发育与老化对比图

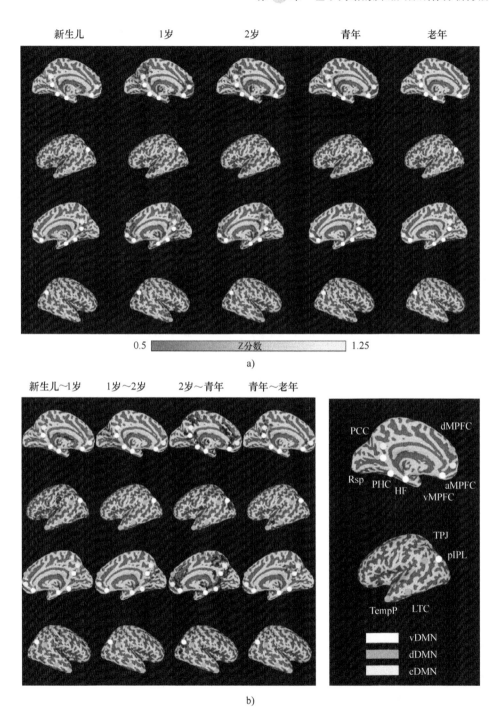

图 4-24　左右侧海马功能连接发育与老化对比图（见彩插）

很高。同样，在双侧 PHC、Rsp、PCC、aMPFC、dMPFC 和 pIPL 中也观察到海马功能连接的数量在统计学上显著增加，证实了整体的同步性。2 岁婴儿的海马连接模式与 1 岁婴儿的海马连接模式非常相似，但在双侧 PHC 和 Rsp 脑区开始出现统计学意义上的回归。在青年期，HDMS 的拓扑结构明显比 2 岁婴儿更为特殊：包括 PCC 和 aMPFC 在内的内侧脑区的覆盖范围显著缩小到更多的腹侧部分，而外侧表面的覆盖范围也逐渐缩小。相较 2 岁婴儿，青年期海马功能连接（即双侧 PHC、Rsp、PCC、aMPFC、dMPFC 和 pIPL）的分布范围显著减少，导致海马与 vDMN 的空间连接模式更为有限。最后，在老年期，海马功能连接仅覆盖到海马和 PHC，以及在 aMPFC 中有少量残余连接。综上，在婴儿期观察到海马功能连接从其邻近脑区和皮质下核团显著扩展到类似默认模式网络的全局分布，但在老年期时，HDMS 又回归到更有限的海马区附近。这一模式表明，海马功能连接发展开始于局部连接，并且结束于局部连接（在空间上老年期比新生儿更为有限）。为了定量地确认这种倒置 U 型的发育模式，本研究探索了标准化 NA、EA 以及 EP 的生命周期发展轨迹（如图 4-25 所示）。值得注意的是，1 岁婴儿的 NA 达到峰值，2 岁婴儿的 NA 略有下降，从 2 岁到青年期及老年期显著下降。EA 和 EP 也观察到类似的倒 U 曲线。在这三条曲线中，老年期海马功能连接的 NA 和 EA 均低于新生儿，仅有 EP 在生命周期的起点和终点之间保持相似水平。

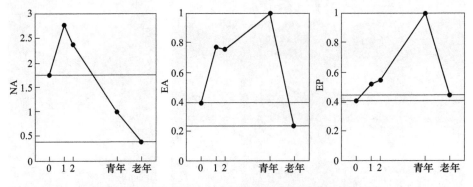

图 4-25　HDMS 在整个生命周期中发育和发展的定量描述

为了进行比较，从初级（即 PrCG、PoCG、CAL）和高级（即 ACC、PCC 和 MFG）功能区中分别选择了 3 个 ROI，并在图 4-26 中描绘和显示了类似于海马功能连接的发育和老化轨迹。总体来看，三个低级功能区在新生儿中都显示出类似青年的连接模式，而老年的连接仍然很稳定，这表明与海马相比，他们的功能连接变化在整个生命周期中更为缓和。三个高级功能区在发育的前两年相较于低级功能区表坱出更剧烈的连接变化（例如 ACC 与 PCC 和腹侧 DMN 脑区的功能连接出现；PCC 与 MPFC 和侧颞区的功能连接出现；以及 MFG 与顶叶的功能连接出现），但老年的 ACC 和 PCC 连接性仍然很强，而 MFG 的连接范围下降程度与海马相似。三个高级功能区和三个初级功能区的组间差异如图 4-27 所示。

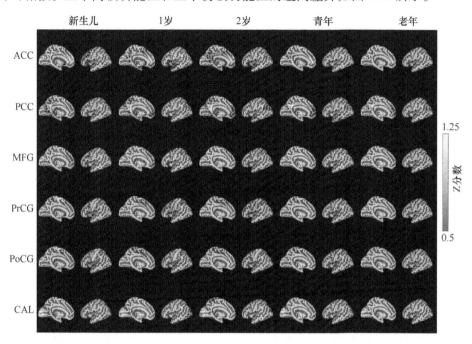

图 4-26 与 HDMS 对比的其他功能系统中的功能连接图的发展变化（见彩插）

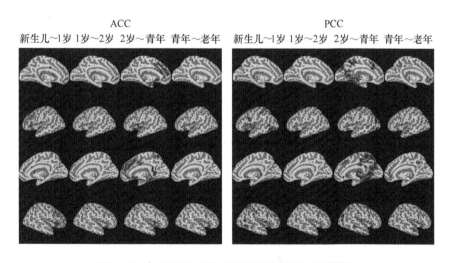

图 4-27 与 HDMS 对照 ROI 组间差异图（见彩插）

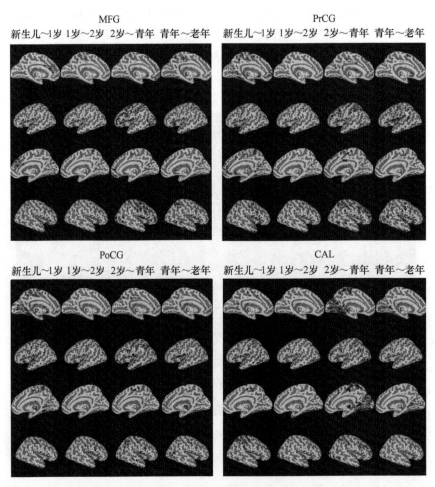

图 4-27　与 HDMS 对照 ROI 组间差异图（见彩插）（续）

　　NA、EA 和 EP 图的定量研究在很大程度上证实了所有高级 ROI（除了 3 个初级 ROI 和 NA 中的 ACC，如图 4-28a 所示）的功能连接发展呈现倒置 U 型模式。对于 EA 和 EP，三个初级功能区的起始值接近于青年水平（EA 大于 0.8，EP 大于 0.6），而 4 个高级功能区（即海马、PCC、ACC 和 MFG）的起始值都要低于青年水平，其中海马的 EA 和 EP 分别是最低、次低。随着年龄的增长，三个初级功能区以及 ACC 和 PCC 的 EP 相对较高，而海马和 MFG 的 EP 则始终保持在最低水平。当观察 NA 时，尽管连接量在婴儿期过量产生是所有这 7 个 ROI 共同的现象，但与高级功能区（PCC 除外）相比，三个初级功能区表现出较少的过量连接，而终点显示出与 EA 和 EP 一致的高度。高级脑区 ACC 和 PCC 老年期的连接数量也高于海马和 MFG。综上，与其他 ROI 相比，海马始终显示出

NA、EA、EP（如图 4-28b 所示）的最高或次高程度的变化，体素的数量在三个发育过程中显示出明显的年龄依赖性变化（如图 4-28c 所示）。

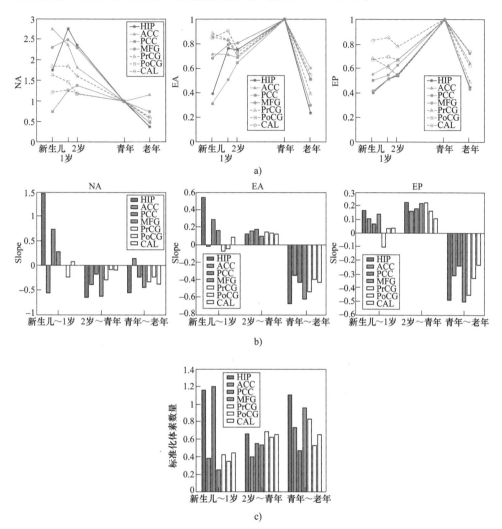

图 4-28  全部 ROI 的连接变化量模式的比较（见彩插）

## 4. 结果讨论

在这项研究中，我们基于半纵向设计，描述了海马依赖记忆系统（HDMS）的生命周期发展模式。我们的研究结果表明，海马功能连接在婴儿期快速同步，2 岁以后直到青年期成熟，以及在老年期显著下降。与大脑其他功能系统相比，HDMS 中的变化在所研究的 3 个阶段中要么是最显著的，要么是最重要的，这表明它在整个生命周期中具有独特的动态变化。事实上，观察到的 HDMS 发展轨迹在很大程度上与情景记忆的生命周期发展平行,这表明了海马依赖机制作为人类情景记忆发展的大脑基础是可行的。在新生儿中,我们观察到空间扩展的 HDMS 已经覆盖 HF、PHC、Rsp、一些前脑基本脑区和包括丘脑的皮质下核团。从结构上讲,穹窿连接了海马与前脑基本脑区和丘脑的后部[110-113],这些可能是所观察到的功能连接的基础。在功能上,PHC 的一个作用是向海马提供关键的上下文信息以进行关系编码[114-118],而在情景记忆检索过程中,已记录到 Rsp 是活跃的[119-121]。伴随着丘脑将周围感官信息传递给海马,新生儿中观察到的原始 HDMS 能够编码不同的感官信息进行联想学习以确保早期存活[122]。事实上,人类新生儿可以在出生后的几小时或者几天内识别出母亲的声音或者面部表情[123],并在 8~10 天的时候将母亲的母乳与其他母亲的母乳区别开来[124]。有证据表明,最早的可回忆记忆也是在生命周期的第一个月内形成的[125]。我们的研究结果与这些行为观察结果高度一致,表明在新生儿中已经形成了功能性 HDMS。出生后的第一年,是情景记忆的关键组成部分,包括联想记忆和关系记忆迅速发展。例如,Barr 等人表明,6 个月大的婴儿能够在预处理时间对木偶 A 和木偶 B 间建立持久的关联(即 24h)。出生后第一年的下半年,研究人员检查了记忆功能的早期发展情况,发现在编码速度、记忆持续时间和检索灵活性方面每月都有改善[126-129]。与这些发现高度一致的是从新生儿到 1 岁婴儿,我们观察到海马和所有主要 DMN 脑区(包括 aMPFC、dMPFC、PCC 和 pIPL)之间的快速同步,所有这些脑区都被证实支持记忆编码、巩固和检索[130-132]。在结构上,连接海马与前额叶皮层的钩状束、连接海马与后顶叶脑区的带状束[133]的快速髓鞘化都可能是生命周期第一年功能同步的基础。在出生后第一年结束时,海马与 DMN 的所有脑区完全相连。鉴于 DMN 的快速同步伴随着自我意识的出现[134,135],婴儿的海马和 DMN 之间的高度耦合可能促进了更有效的个人事件编码。从 2 岁到青年期,我们观察到 HDMS 的显著变化主要集中在 MPFC 脑区,导致海马和 DMN 腹侧部分之间的连接有限。这一发现与所观察到的青年期 DMN 到腹侧、背侧和核心子系统的功能分离相一致[136]。这一发现可能是早期形成记忆巩固失败的原因[127],因此推测与婴儿失忆现象有关[137]。Bonnici 等人记录了 MPFC 在长期记忆巩固中的重要作用,这一现象与海马和 MPFC 连接的重组更为相关[138]。与这一假设相一致,前期一项研究[139]未能检测到 4 岁和 6 岁儿童之间 HDMS 功能连接出现任何显著变化,这表明 2 岁后的海马功能连接重组可能在儿童期的中期才逐渐稳定下来。在这期间,通常认为婴儿失忆症是正常的。稳定的 HDMS 实际上可能能够促进情景记忆技能的快速提高[140]。

最后,我们注意到情景记忆是最早显示功能下降的行为[141],这一发现再次与我们对老年期 HDMS 下降最快的假设相一致。其他研究也观察到 DMN 脑区与海马的功能连接出现类似的失联现象[142]。在这项研究中，我们将老年期与新生儿的 HDMS 进行比较，发现老年期的 HDMS 连接程度往往低于新生儿（见图 4-24 和图 4-25）。在空间上，它仅包括海马和 PHC，与皮质下核团、Rsp 和前额叶的残余连接远远少于新生儿。从数量上讲，除了 EP，老年期的 NA 和 EA 都比新生儿低。这些发现可能表明老年期比新生儿具有较差的形成新记忆的能力。值得注意的是，DMN 网络的空间拓扑结构在出生第一年后保持更稳定，这表明在 2 岁后观察到的海马较为显著的连接重组可能是特定于 HDMS 的，而不是反映 DMN 的一般变化。

与所有对照 ROI 相比，海马表现出最显著的变化（图 4-28）。尽管这些观察结果与情景记忆的显著生命周期变化高度一致，但其潜在机制仍有待揭示。这里我们提出了几种可能性。在出生后第一年，海马内发生的更为显著的产后神经发生[143-145]可以在一定程度上解释了 HDMS 比其他功能系统更快完成全脑同步的一个原因。在婴儿期和青年期之间，记忆的一个独特表现可能有助于解释 HDMS 中最显著的连接重组。具体来说，与日常使用的其他技能（如感官运动、语言等）不同，随着时间的推移，大多数早期形成的记忆可能不会经常"被使用"或在后期日常生活中被回忆。婴儿期的 HDMS 可能不需要维持到一个更晚的年龄（例如 4~6 岁），尤其当其他更高阶的认知功能，包括执行控制或自我调节等[146]被更多地建立起来，以便更好地决策或推断周围环境。与该假设相一致的是，一项研究对 4~6 岁儿童进行了检查，但未能观察到海马功能连接与年龄相关的任何显著变化[147]。另外，研究还表明，婴儿期对先前编码事件的定期"提醒"（即辅助回忆）可促进长期记忆[148]。由此推测出，前期编码记忆的独特"使用"模式可能有助于观察到 2 岁后 HDMS 更快的连接重组。然而，这种重组机制可能在儿童期的中期结束，并没有持续到青年期。在生命周期的后期，除了常见的年龄依赖性神经生物学变化（如突触可塑性）[149]，那些影响海马的独特过程更可能与 HDMS 在老年期快速衰退相关。例如，关于海马内会出现最早的血脑屏障（Blood-Brain Barrier，BBB）分解[150]的记录说明了神经毒性血液在老年期 HDMS 受损及记忆衰退中的作用。

## 4.3　本章小结

本章主要介绍了基于多模态磁共振影像构建脑网络的分析方式，包括如何通过多个形态学特征构建个体形态学脑网络的方法，并利用该网络对阿尔茨海默病患者进行脑机制分析。此外，还介绍了基于个体脑图谱实现的正常老化脑网络研究，以及基于功能磁共振的情景记忆的生命全过程发育发展过程的描述。

# 参 考 文 献

［1］ RUBINOV M, SPORNS O. Complex network measures of brain connectivity：uses and interpretations［J］. Neuroimage, 2010, 52（3）：1059-1069.

［2］ WATTS D J, STROGATZ S H. Collective dynamics of "small-world" networks［J］. Nature, 1998, 393（6684）：440-442.

［3］ GIRVAN M, NEWMAN M E. Community structure in social and biological networks［J］. Proceedings of the National Academy of Sciences, 2002, 99（12）：7821-7826.

［4］ VAN DEN HEUVEL M P, SPORNS O. Rich-club organization of the human connectome［J］. The Journal of Neuroscience, 2011, 31（44）：15775-15786.

［5］ MARCUS D S, WANG T H, PARKER J, et al. Cross-sectional MRI Data in Young, Middle Aged, Nondemented and Demented Older Adults［J］. Cognitive Neuroscie, 2007：1489-1507.

［6］ KONG X Z, WANG X, HUANG L, et al. Measuring individual morphological relationship of cortical regions［J］. The Journal of Neuroscience Methods, 2014, 237：103-107.

［7］ SOWELL E R, PETERSON B S, THOMPSON P M, et al. Mapping cortical change across the human life span［J］. Nature Neuroscience, 2003, 6（3）：309-315.

［8］ CHEN Z J, HE Y, ROSA-NETO P, et al. Age-related alterations in the modular organization of structural cortical network by using cortical thickness from MRI［J］. Neuroimage, 2011, 56（1）：235-245.

［9］ O' SULLIVAN M, JONES D K, SUMMERS P, et al. Evidence for cortical "disconnection" as a mechanism of age-related cognitive decline［J］. Neurology, 2001, 57（4）：632-638.

［10］ WU K, TAKI Y, SATO K, et al. Age-related changes in topological organization of structural brain networks in healthy individuals［J］. Hum Brain Mapping, 2012, 33（3）：552-68.

［11］ MONTEMBEAULT M, JOUBERT S, DOYON J, et al. The impact of aging on gray matter structural covariance networks［J］. Neuroimage, 2012, 63（2）：754-759.

［12］ LI X, PU F, FAN Y, et al. Age-related changes in brain structural covariance networks［J］. Frontiers in Human Neuroscience, 2013, 7：98.

［13］ ALEMAN-GOMEZ Y, MELIE-GARCÍA L, VALDÉS -HERNANDEZ P. IBASPM：toolbox for automatic parcellation of brain structures［C］. 12th Annual Meeting of the Organization for Human Brain Mapping, 2006.

［14］ YAMASHITA K, YOSHIURA T, HIWATASHI A, et al. Volumetric asymmetry and differential aging effect of the human caudate nucleus in normal individuals：a prospective MR imaging study［J］. Journal of Neuroimaging, 2011, 21（1）：34-37.

［15］ TZAROUCHI L C, ASTRAKAS L G, ZIKOU A, et al. Periventricular leukomalacia in preterm children：assessment of grey and white matter and cerebrospinal fluid changes by MRI［J］. Pediatric Radiology, 2009, 39（12）：1327.

［16］ MORRIS J C. The Clinical Dementia Rating（CDR）：current version and scoring rules ［J］. Neurology，1993.

［17］ REID A T，HOFFSTAEDTER F，GONG G，et al. A seed-based cross-modal comparison of brain connectivity measures ［J］. Brain Structure and Function，2016：1-21.

［18］ WANG K，JIANG T，LIANG M，et al. Discriminative analysis of early Alzheimer's disease based on two intrinsically anti-correlated networks with resting-state fMRI ［C］. International Conference on Medical Image Computing and Computer-Assisted Intervention，2006：340-347.

［19］ GONG G，ROSA-NETO P，CARBONELL F，et al. Age-and gender-related differences in the cortical anatomical network ［J］. The Journal of Neuroscience，2009，29（50）：15684-15693.

［20］ KUCHINAD A，SCHWEINHARDT P，SEMINOWICZ D A，et al. Accelerated brain gray matter loss in fibromyalgia patients：premature aging of the brain？ ［J］. Journal of Neuroscience，2007，27（15）：4004-4007.

［21］ MORRIS J C，STORANDT M，MILLER J P，et al. Mild cognitive impairment represents early-stage Alzheimer disease ［J］. Archives of Neurology，2001，58（3）：397-405.

［22］ MARCUS D S，WANG T H，PARKER J，et al. Cross-sectional MRI Data in Young, Middle Aged，Nondemented and Demented Older Adults ［J］. Cognitive Neuroscie，2007：1489-1507.

［23］ TZOURIO-MAZOYER N，LANDEAU B，PAPATHANASSIOU D，et al. Automated anatomical labeling of activations in SPM using a macroscopic anatomical parcellation of the MNI MRI single-subject brain ［J］. Neuroimage，2002，15（1）：273-289.

［24］ MESULAM M-M. From sensation to cognition ［J］. Brain，1998，121（6）：1013-1052.

［25］ FERREIRA L K，BUSATTO G F. Resting-state functional connectivity in normal brain aging ［J］. Neuroscience & Biobehavioral Reviews，2013，37（3）：384-400.

［26］ OLSON I R，PLOTZKER A，EZZYAT Y. The enigmatic temporal pole：a review of findings on social and emotional processing ［J］. Brain，2007，130（7）：1718-1731.

［27］ GUILLOZET A L，WEINTRAUB S，MASH D C，et al. Neurofibrillary tangles，amyloid，and memory in aging and mild cognitive impairment ［J］. Archives of neurology，2003，60（5）：729-736.

［28］ DAMOISEAUX J，BECKMANN C，ARIGITA E S，et al. Reduced resting-state brain activity in the "default network" in normal aging ［J］. Cerebral Cortex，2008，18（8）：1856-1864.

［29］ TOUSSAINT P-J，MAIZ S，COYNEL D，et al. Characterization of the default mode functional connectivity in normal aging and Alzheimer's disease：An approach combining entropy-based and graph theoretical measurements ［C］. 2011 IEEE International Symposium on Biomedical Imaging：From Nano to Macro，2011：853-856.

［30］ LIU Z，KE L，LIU H，et al. Changes in topological organization of functional PET brain network with normal aging ［J］. Plos One，2014，9（2）：e88690.

［31］ MCCANDLISS B D，COHEN L，DEHAENE S. The visual word form area：expertise for reading in the fusiform gyrus [J]. Trends in Cognitive Sciences, 2003, 7 (7): 293-299.

[32] LEE Y, GRADY C L, HABAK C, et al. Face processing changes in normal aging revealed by fMRI adaptation [J]. Journal of Cognitive Neuroscience, 2011, 23 (11): 3433-3447.

[33] DAI Z, YAN C, LI K, et al. Identifying and Mapping Connectivity Patterns of Brain Network Hubs in Alzheimer's Disease [J]. Cerebral Cortex, 2015, 25 (10): 3723-3742.

[34] HE Y, CHEN Z, EVANS A. Structural insights into aberrant topological patterns of large-scale cortical networks in Alzheimer's disease [J]. The Journal of Neuroscience, 2008, 28 (18): 4756-4766.

[35] YAO Z, ZHANG Y, LIN L, et al. Abnormal Cortical Networks in Mild Cognitive Impairment and Alzheimer's Disease [J]. Plos Computational Biology, 2010, 6 (11): e1001006.

[36] FILIPPI M, AGOSTA F. Structural and functional network connectivity breakdown in Alzheimer's disease studied with magnetic resonance imaging techniques [J]. Journal of Alzheimer's Disease, 2011, 24 (3): 455-474.

[37] LATORA V, MARCHIORI M. Efficient behavior of small-world networks [J]. Physical Review Letters, 2001, 87 (19): 198701.

[38] TIJMS B M, MOLLER C, VRENKEN H, et al. Single-subject grey matter graphs in Alzheimer's disease [J]. Plos One, 2013, 8 (3): e58921.

[39] CONOVER W J, IMAN R L. Rank transformations as a bridge between parametric and nonparametric statistics [J]. American Statistician, 1981, 35 (3): 124-129.

[40] STOREY J. A direct approach to false discovery rates [J]. Journal of the Royal Statistical Society: Series B, 2002, 64 (3): 479-498.

[41] LERCH J P, WORSLEY K, SHAW W P, et al. Mapping anatomical correlations across cerebral cortex(MACACC)using cortical thickness from MRI [J]. Neuroimage, 2006, 31 (3): 993-1003.

[42] MECHELLI A, FRISTON K J, FRACKOWIAK R S, et al. Structural covariance in the human cortex [J]. The Journal of Neuroscience, 2005, 25 (36): 8303-8310.

[43] FERRER I, BLANCO R, CARULLA M, et al. Transforming growth factor-$\alpha$ immunoreactivity in the developing and adult brain [J]. Neuroscience, 1995, 66 (1): 189-199.

[44] AID T, KAZANTSEVA A, PIIRSOO M, et al. Mouse and rat BDNF gene structure and expression revisited [J]. Journal of Neuroscience Research, 2007, 85 (3): 525-535.

[45] MAGUIRE E A, GADIAN D G, JOHNSRUDE I S, et al. Navigation-related structural change in the hippocampi of taxi drivers [J]. Proceedings of the National Academy of Sciences, 2000, 97 (8): 4398-4403.

[46] DRAGANSKI B, GASER C, BUSCH V, et al. Neuroplasticity: changes in grey matter induced by training [J]. Nature, 2004, 427 (6972): 311-312.

[47] MECHELLI A, CRINION J T, NOPPENEY U, et al. Neurolinguistics: structural plasticity in the bilingual brain [J]. Nature, 2004, 431 (7010): 757.

[48] SCHMITT J, LENROOT R, WALLACE G, et al. Identification of genetically mediated cortical

networks: a multivariate study of pediatric twins and siblings [J]. Cerebral Cortex, 2008, 18 (8): 1737-1747.

[49] RAZ N, LINDENBERGER U, RODRIGUE K M, et al. Regional brain changes in aging healthy adults: general trends, individual differences and modifiers [J]. Cerebral Cortex, 2005, 15 (11): 1676-1689.

[50] VAN ESSEN D C. A tension-based theory of morphogenesis and compact wiring in the central nervous system [J]. Nature, 1997: 313-318.

[51] ALEXANDER-BLOCH A, GIEDD J N, BULLMORE E. Imaging structural co-variance between human brain regions [J]. Nature Reviews Neuroscience, 2013, 14 (5): 322-336.

[52] LACRUZ M, GARCIA SEOANE J, VALENTIN A, et al. Frontal and temporal functional connections of the living human brain [J]. European Journal of Neuroscience, 2007, 26 (5): 1357-1370.

[53] HSIAO F J, CHEN W T, WANG P N, et al. Temporo-frontal functional connectivity during auditory change detection is altered in Alzheimer's disease [J]. Human Brain Mapping, 2014, 35 (11): 5565-5577.

[54] GLEICHGERRCHT E, FRIDRIKSSON J, BONILHA L. Neuroanatomical foundations of naming impairments across different neurologic conditions [J]. Neurology, 2015, 85 (3): 284-292.

[55] HAMPSON M, PETERSON B S, SKUDLARSKI P, et al. Detection of functional connectivity using temporal correlations in MR images [J]. Human Brain Mapping, 2002, 15 (4): 247-262.

[56] LOWE M J, MOCK B J, SORENSON J A. Functional connectivity in single and multislice echoplanar imaging using resting-state fluctuations [J]. Neuroimage, 1998, 7 (2): 119-132.

[57] WHITWELL J L, PRZYBELSKI S A, WEIGAND S D, et al. 3D maps from multiple MRI illustrate changing atrophy patterns as subjects progress from mild cognitive impairment to Alzheimer's disease [J]. Brain, 2007, 130 (7): 1777-1786.

[58] BRAAK H, DEL TREDICI K, Alzheimer's disease: pathogenesis and prevention [J]. Alzheimer's & Dementia, 2012, 8 (3): 227-233.

[59] KHAN A R, WANG L, BEG M F. FreeSurfer-initiated fully-automated subcortical brain segmentation in MRI using large deformation diffeomorphic metric mapping [J]. Neuroimage, 2008, 41 (3): 735-746.

[60] KNIERIM J J, NEUNUEBEL J P, DESHMUKH S S. Functional correlates of the lateral and medial entorhinal cortex: objects, path integration and local-global reference frames [J]. Philosophical Transactions of the Royal Society B: Biological Sciences, 2014, 369 (1635): 20130369.

[61] NELLESSEN N, ROTTSCHY C, EICKHOFF S B, et al. Specific and disease stage-dependent episodic memory-related brain activation patterns in Alzheimer's disease: a coordinate-based meta-analysis [J]. Brain Structure and Function, 2015, 220 (3): 1555-1571.

[62] FJELL A M, WESTLYE L T, GRYDELAND H, et al. Accelerating cortical thinning: unique

to dementia or universal in aging? [J]. Cerebral Cortex, 2012, 24 (4): 919-934.

[63] FJELL A M, MCEVOY L, HOLLAND D, et al. What is normal in normal aging? Effects of aging, amyloid and Alzheimer's disease on the cerebral cortex and the hippocampus [J]. Progress in Neurobiology, 2014, 117: 20-40.

[64] MALLIO C A, SCHMIDT R, DE REUS M A, et al. Epicentral disruption of structural connectivity in Alzheimer's disease [J]. CNS Neuroscience & Therapeutics, 2015, 21 (10): 837-845.

[65] CONVIT A, DE ASIS J, DE LEON M, et al. Atrophy of the medial occipitotemporal, inferior, and middle temporal gyri in non-demented elderly predict decline to Alzheimer's disease [J]. Neurobiology of Aging, 2000, 21 (1): 19-26.

[66] ONITSUKA T, SHENTON M E, SALISBURY D F, et al. Middle and inferior temporal gyrus gray matter volume abnormalities in chronic schizophrenia: an MRI study [J]. American Journal of Psychiatry, 2004, 161 (9): 1603-1611.

[67] MÅRDH S, NÄGGA K, SAMUELSSON S. A longitudinal study of semantic memory impairment in patients with Alzheimer's disease [J]. Cortex, 2013, 49 (2): 528-533.

[68] KANAI R, REES G. The structural basis of inter-individual differences in human behaviour and cognition [J]. Nature Reviews Neuroscience, 2011, 12 (4): 231-242.

[69] VAN DEN HEUVEL M P, SPORNS O, COLLIN G, et al. Abnormal rich club organization and functional brain dynamics in schizophrenia [J]. JAMA Psychiatry, 2013, 70 (8): 783-792.

[70] HAGMANN P, CAMMOUN L, GIGANDET X, et al. Mapping the structural core of human cerebral cortex [J]. Plos Biology, 2008, 6 (7): e159.

[71] MINOSHIMA S, GIORDANI B, BERENT S, et al. Metabolic reduction in the posterior cingulate cortex in very early Alzheimer's disease [J]. Annals of Neurology: Official Journal of the American Neurological Association and the Child Neurology Society, 1997, 42 (1): 85-94.

[72] LIANG W S, REIMAN E M, VALLA J, et al. Alzheimer's disease is associated with reduced expression of energy metabolism genes in posterior cingulate neurons [J]. Proceedings of the National Academy of Sciences, 2008, 105 (11): 4441-4446.

[73] ZHOU Y, DOUGHERTY JR J H, HUBNER K F, et al. Abnormal connectivity in the posterior cingulate and hippocampus in early Alzheimer's disease and mild cognitive impairment [J]. Alzheimer's Dementia, 2008, 4 (4): 265-270.

[74] CHAN D, FOX N C, SCAHILL R I, et al. Patterns of temporal lobe atrophy in semantic dementia and Alzheimer's disease [J]. Annals of Neurology 2001, 49 (4): 433-442.

[75] ENGELS M M, STAM C J, VAN DER FLIER W M, et al. Declining functional connectivity and changing hub locations in Alzheimer's disease: an EEG study [J]. BMC Neurology, 2015, 15 (1): 145.

[76] HEBERT L E, SCHERR P A, BIENIAS J L, et al. Alzheimer disease in the US population: prevalence estimates using the 2000 census [J]. Archives of Neurology, 2003, 60 (8): 1119-1122.

［77］ LIU Z, ZHANG Y, YAN H, et al. Altered topological patterns of brain networks in mild cognitive impairment and Alzheimer's disease: a resting-state fMRI study ［J］. Psychiatry Research: Neuroimaging, 2012, 202 (2): 118-125.

［78］ BRIER M R, THOMAS J B, FAGAN A M, et al. Functional connectivity and graph theory in preclinical Alzheimer's disease ［J］. Neurobiology of Aging, 2014, 35 (4): 757-768.

［79］ LANGER N, PEDRONI A, GIANOTTI L R, et al. Functional brain network efficiency predicts intelligence ［J］. Human Brain Mapping, 2012, 33 (6): 1393-1406.

［80］ CHEN G, ZHANG H-Y, XIE C, et al. Modular reorganization of brain resting state networks and its independent validation in Alzheimer's disease patients ［J］. Frontiers in Human Neuroscience, 2013, 7: 456.

［81］ LI W, YANG C, SHI F, et al. Construction of individual morphological brain networks with multiple morphometric features ［J］. Frontiers in Neuroanatomy, 2017, 11 (34): 1-14.

［82］ MULLALLY S L, MAGUIRE E. Learning to remember: the early ontogeny of episodic memory ［J］. Developmental cognitive neuroscience, 2014, 9: 12-29.

［83］ FANTZ R L. Visual experience in infants: Decreased attention to familiar patterns relative to novel ones ［J］. Science, 1964, 146 (3644): 668-670.

［84］ ROSE S. Differential rates of visual information processing in full-term and preterm infants ［J］. Child Development, 1983: 1189-1198.

［85］ WAGNER A D, SHANNON B J, KAHN I, et al. Parietal lobe contributions to episodic memory retrieval ［J］. Trends in Cognitive Sciences, 2005, 9 (9): 445-453.

［86］ BLUMENFELD R S, RANGANATH C. Prefrontal cortex and long-term memory encoding: an integrative review of findings from neuropsychology and neuroimaging ［J］. The Neuroscientist, 2007, 13 (3): 280-291.

［87］ CABEZA R, CIARAMELLI E, OLSON I R, et al. The parietal cortex and episodic memory: an attentional account ［J］. Nature Reviews Neuroscience, 2008, 9 (8): 613.

［88］ FRANKLAND P W, KÖHLER S, JOSSELYN S. Hippocampal neurogenesis and forgetting ［J］. Trends in Neurosciences, 2013, 36 (9): 497-503.

［89］ GHETTI S, BUNGE S. Neural changes underlying the development of episodic memory during middle childhood ［J］. Developmental Cognitive Neuroscience, 2012, 2 (4): 381-395.

［90］ Nyberg L. Functional brain imaging of episodic memory decline in ageing ［J］. Journal of Internal Medicine, 2017, 281 (1): 65-74.

［91］ GILMORE J H, SHI F, WOOLSON S L, et al. Longitudinal development of cortical and subcortical gray matter from birth to 2 years ［J］. Cerebral Cortex, 2011, 22 (11): 2478-2485.

［92］ SHORT S J, ELISON J T, GOLDMAN B D, et al. Associations between white matter microstructure and infants' working memory ［J］. Neuroimage, 2013, 64: 156-166.

［93］ ALCAUTER S, LIN W, SMITH J K, et al. Development of thalamocortical connectivity during infancy and its cognitive correlations ［J］. Journal of Neuroscience, 2014, 34 (27): 9067-9075.

［94］ GAO W，ALCAUTER S，SMITH J K，et al. Development of human brain cortical network architecture during infancy ［J］. Brain Structure and Function，2015，220（2）：1173-1186.

［95］ PENDL S L，SALZWEDEL A P，GOLDMAN B D，et al. Emergence of a hierarchical brain during infancy reflected by stepwise functional connectivity ［J］. Human Brain Mapping，2017，38（5）：2666-2682.

［96］ JENKINSON M，BECKMANN C F，BEHRENS T E，et al. FSL ［J］. Neuroimage，2012，62（2）：782-790.

［97］ POWER J D，BARNES K A，SNYDER A Z，et al. Spurious but systematic correlations in functional connectivity MRI networks arise from subject motion ［J］. Neuroimage，2012，59（3）：2142-2154.

［98］ SHI F，YAP P-T，WU G，et al. Infant brain atlases from neonates to 1-and 2-year-olds ［J］. Plos One，2011，6（4）：e18746.

［99］ BENJAMINI Y，YEKUTIELI D. The control of the false discovery rate in multiple testing under dependency ［J］. The Annals of Statistics，2001，29（4）：1165-1188.

［100］ RAICHLE M E，MACLEOD A M，SNYDER A Z，et al. A default mode of brain function ［J］. Proceedings of the National Academy of Sciences，2001，98（2）：676-682.

［101］ ANDREWS-HANNA J R，REIDLER J S，SEPULCRE J，et al. Functional-anatomic fractionation of the brain′s default network ［J］. Neuron，2010，65（4）：550-562.

［102］ THOMAS A G，KOUMELLIS P，DINEEN R A. The fornix in health and disease：an imaging review ［J］. Radiographics，2011，31（4）：1107-1121.

［103］ AMINOFF E M，KVERAGA K，BAR M. The role of the parahippocampal cortex in cognition ［J］. Trends in Cognitive Sciences，2013，17（8）：379-390.

［104］ GILBOA A，WINOCUR G，GRADY C L，et al. Remembering our past：functional neuroanatomy of recollection of recent and very remote personal events ［J］. Cerebral Cortex，2004，14（11）：1214-1225.

［105］ DECASPER A J，FIFER W P. Of human bonding：Newborns prefer their mothers′ voices ［J］. Science，1980，208（4448）：1174-1176.

［106］ MACFARLANE A. Olfaction in the development of social preferences in the human neonate ［J］. Ciba Foundation Symposium，1975，33：103-113.

［107］ CARVER L J，BAUER P J. The dawning of a past：The emergence of long-term explicit memory in infancy ［J］. Journal of Experimental Psychology：General，2001，130（4）：726.

［108］ OLSON I R，VON DER HEIDE R J，ALM K H，et al. Development of the uncinate fasciculus：implications for theory and developmental disorders ［J］. Developmental cognitive neuroscience，2015，14：50-61.

［109］ GAO W，LIN W，CHEN Y，et al. Temporal and spatial development of axonal maturation and myelination of white matter in the developing brain ［J］. American journal of neuroradiology，2009，30（2）：290-296.

［110］ AMSTERDAM B. Mirror self-image reactions before age two ［J］. Developmental

Psychobiology: The Journal of the International Society for Developmental Psychobiology, 1972, 5 (4): 297-305.

[111] GAO W, ZHU H, GIOVANELLO K S, et al. Evidence on the emergence of the brain's default network from 2-week-old to 2-year-old healthy pediatric subjects [J]. Proceedings of the National Academy of Sciences, 2009, 106 (16): 6790-6795.

[112] JOSSELYN S A, FRANKLAND P W. Infantile amnesia: a neurogenic hypothesis [J]. Learning & Memory, 2012, 19 (9): 423-433.

[113] BONNICI H M, CHADWICK M J, LUTTI A, et al. Detecting representations of recent and remote autobiographical memories in vmPFC and hippocampus [J]. Journal of Neuroscience, 2012, 32 (47): 16982-16991.

[114] RIGGINS T, GENG F, BLANKENSHIP S L, et al. Hippocampal functional connectivity and episodic memory in early childhood [J]. Developmental Cognitive Neuroscience, 2016, 19: 58-69.

[115] LEAL S L, YASSA M. Neurocognitive aging and the hippocampus across species [J]. Trends in Neurosciences, 2015, 38 (12): 800-812.

[116] DAMOISEAUX J S, VIVIANO R P, YUAN P, et al. Differential effect of age on posterior and anterior hippocampal functional connectivity [J]. Neuroimage, 2016, 133: 468-476.

[117] YANG Z, MING G-L, SONG H. Postnatal neurogenesis in the human forebrain: from two migratory streams to dribbles [J]. Cell Stem Cell, 2011, 9 (5): 385-386.

[118] ROTHBART M K, SHEESE B E, RUEDA M R, et al. Developing mechanisms of self-regulation in early life [J]. Emotion Review, 2011, 3 (2): 207-213.

[119] ROVEE-COLLIER C, HARTSHORN K, DIRUBBO M. Long-term maintenance of infant memory [J]. The Journal of the International Society for Developmental Psychobiology, 1999, 35 (2): 91-102.

[120] LISTER J P, BARNES C. Neurobiological changes in the hippocampus during normative aging [J]. Archives of Neurology, 2009, 66 (7): 829-833.

[121] MONTAGNE A, BARNES S R, SWEENEY M D, et al. Blood-brain barrier breakdown in the aging human hippocampus [J]. Neuron, 2015, 85 (2): 296-302.

[122] WANG L, ZANG Y, HE Y, et al. Changes in hippocampal connectivity in the early stages of Alzheimer's disease: evidence from resting state fMRI [J]. Neuroimage, 2006, 31 (2): 496-504.

[123] MULDERS P C, VAN EIJNDHOVEN P F, SCHENE A H, et al. Resting-state functional connectivity in major depressive disorder: a review [J]. Neuroscience & Biobehavioral Reviews, 2015, 56: 330-344.

[124] HULL J V, DOKOVNA L B, JACOKES Z J, et al. Corrigendum: Resting-State Functional Connectivity in Autism Spectrum Disorders: A Review [J]. Frontiers in Psychiatry, 2018, 9: 268.

[125] MESULAM M-M. From sensation to cognition [J]. Brain, 1998, 121 (6): 1013-1052.

[126] FERREIRA L K, BUSATTO G F. Resting-state functional connectivity in normal brain aging [J]. Neuroscience & Biobehavioral Reviews, 2013, 37 (3): 384-400.

[127] OLSON I R, PLOTZKER A, EZZYAT Y. The enigmatic temporal pole: a review of findings on social and emotional processing [J]. Brain, 2007, 130 (7): 1718-1731.

[128] GUILLOZET A L, WEINTRAUB S, MASH D C, et al. Neurofibrillary tangles, amyloid, and memory in aging and mild cognitive impairment [J]. Archives of neurology, 2003, 60 (5): 729-736.

[129] DAMOISEAUX J, BECKMANN C, ARIGITA E S, et al. Reduced resting-state brain activity in the "default network" in normal aging [J]. Cerebral Cortex, 2008, 18 (8): 1856-1864.

[130] TOUSSAINT P J, MAIZ S, COYNEL D, et al. Characterization of the default mode functional connectivity in normal aging and Alzheimer's disease: An approach combining entropy-based and graph theoretical measurements [C]. 2011 IEEE International Symposium on Biomedical Imaging: From Nano to Macro, 2011: 853-856.

[131] LIU Z, KE L, LIU H, et al. Changes in topological organization of functional PET brain network with normal aging [J]. Plos One, 2014, 9 (2): e88690.

[132] MCCANDLISS B D, COHEN L, DEHAENE S. The visual word form area: expertise for reading in the fusiform gyrus [J]. Trends in Cognitive Sciences, 2003, 7 (7): 293-299.

[133] MOHAN A, ROBERTO A J, MOHAN A, et al. Focus: the aging brain: the significance of the default mode network (DMN) in neurological and neuropsychiatric disorders: a review [J]. The Yale journal of biology and medicine, 2016, 89 (1): 49.

[134] SPORNS O, CHIALVO D R, KAISER M, et al. Organization, development and function of complex brain networks [J]. Trends in Cognitive Sciences, 2004, 8 (9): 418-425.

[135] YAN C, GONG G, WANG J, et al. Sex-and brain size-related small-world structural cortical networks in young adults: a DTI tractography study [J]. Cerebral Cortex, 2011, 21 (2): 449-458.

[136] HE Y, DAGHER A, CHEN Z, et al. Impaired small-world efficiency in structural cortical networks in multiple sclerosis associated with white matter lesion load [J]. Brain, 2009, 132 (12): 3366-3379.

[137] VAN DEN HEUVEL M P, SPORNS O, COLLIN G, et al. Abnormal rich club organization and functional brain dynamics in schizophrenia [J]. JAMA Psychiatry, 2013, 70 (8): 783-792.

[138] WANG H, JIAO Y, LI L. Mapping individual voxel-wise morphological connectivity using wavelet transform of voxel-based morphology [J]. Plos One, 2018, 13 (7): e0201243.

[139] RUBINOV M, SPORNS O. Complex network measures of brain connectivity: uses and interpretations [J]. Neuroimage, 2010, 52 (3): 1059-1069.

[140] ALEXANDER G E, BERGFIELD K L, CHEN K, et al. Gray matter network associated with risk for Alzheimer's disease in young to middle-aged adults [J]. Neurobiology of Aging, 2012, 33 (12): 2723-2732.

［141］ SHI F, WANG L, PENG Z, et al. Altered modular organization of structural cortical networks in children with autism ［J］. PLoS One, 2013, 8 (5): e63131.

［142］ FISCHL B. FreeSurfer ［J］. Neuroimage, 2012, 62 (2): 774-781.

［143］ DESIKAN R S, SÉGONNE F, FISCHL B, et al. An automated labeling system for subdividing the human cerebral cortex on MRI scans into gyral based regions of interest ［J］. Neuroimage, 2006, 31 (3): 968-980.

［144］ WANG J, WANG X, XIA M, et al. GRETNA: a graph theoretical network analysis toolbox for imaging connectomics ［J］. Frontiers in Human Neuroscience, 2015, 9: 386.

［145］ WANG Z, DAI Z, GONG G, et al. Understanding structural-functional relationships in the human brain a large-scale network perspective ［J］. The Neuroscientist, 2015, 21 (3): 290-305.

［146］ HANDWERKER D A, ROOPCHANSINGH V, GONZALEZ-CASTILLO J, et al. Periodic changes in fMRI connectivity ［J］. Neuroimage, 2012, 63 (3): 1712-1719.

［147］ LEE Y, GRADY C L, HABAK C, et al. Face processing changes in normal aging revealed by fMRI adaptation ［J］. Journal of Cognitive Neuroscience, 2011, 23 (11): 3433-3447.

［148］ SPORNS O, CHIALVO D R, KAISER M, et al. Organization, development and function of complex brain networks ［J］. Trends in Cognitive Sciences, 2004, 8 (9): 418-425.

［149］ YAN C, GONG G, WANG J, et al. Sex-and brain size-related small-world structural cortical networks in young adults: a DTI tractography study ［J］. Cerebral Cortex, 2011, 21 (2): 449-458.

［150］ MONTAGNE A, BARNES S R, SWEENEY M D, et al. Blood-brain barrier breakdown in the aging human hippocampus ［J］. Neuron, 2015, 85 (2): 296-302.

# 基于脑磁共振成像分类算法

本章主要探讨常见的基于多模态脑磁共振影像的分类算法，包括机器学习以及深度学习方法，以期能够实现临床诊断辅助功能，提升诊断准确率，并大幅度降低医生解读信息的时间，从而有助于医生的高效工作。

## 5.1 传统机器学习算法

机器学习（Machine Learning，ML）是一门多领域交叉学科，涉及概率论、统计学、逼近论、凸分析、算法复杂度理论等。专门研究计算机怎样模拟或实现人类的学习行为，以获取新的知识或技能，重新组织已有的知识结构使之不断改善自身的性能。它是人工智能的核心，是使计算机具有智能的根本途径，其应用遍及人工智能的各个领域，它主要使用归纳、综合而不是演绎。

机器学习是人工智能研究较为年轻的分支，它的发展过程大体上可分为 4 个时期：

第一阶段是在 20 世纪 50 年代中叶至 60 年代中叶，称为机器学习的热烈时期。

第二阶段是在 20 世纪 60 年代中叶至 70 年代中叶，被称为机器学习的冷静时期。

第三阶段是从 20 世纪 70 年代中叶至 80 年代中叶，称为机器学习的复兴时期。

机器学习的最新阶段始于 1986 年。

机器学习进入新阶段的重要表现在下列方面：

1）机器学习已成为新的边缘学科并在高校形成一门课程。它综合应用心理学、生物学和神经生理学以及数学、自动化和计算机科学形成机器学习理论基础。

2）结合各种学习方法，取长补短的、多种形式的集成学习系统研究正在兴起。特别是连接学习符号学习的耦合可以更好地解决连续性信号处理中知识与技能的获取与求精问题而受到重视。

3）机器学习与人工智能各种基础问题的统一性观点正在形成。例如学习与问题求解结合进行。类比学习与问题求解结合的基于案例方法已成为经验学习的重要方向。

4）各种学习方法的应用范围不断扩大，一部分已形成商品。归纳学习的知识获取工具已在诊断分类型专家系统中广泛使用。连接学习在声、图、文识别中占优势。分析学习已用于设计综合型专家系统。遗传算法与强化学习在工程控制中有较好的应用前景。与符号系统耦合的神经网络连接学习将在企业的智能管理与智能机器人运动规划中发挥作用。

5）与机器学习有关的学术活动空前活跃。国际上除每年一次的机器学习研讨会外，还有计算机学习理论会议以及遗传算法会议。

## 5.1.1　线性回归

线性回归是利用数理统计中回归分析，来确定两种或两种以上变量间相互依赖的定量关系的一种统计分析方法，运用十分广泛。其表达形式为 $y=wx+e$，$e$ 为误差服从均值为 0 的正态分布。

回归分析中，只包括一个自变量和一个因变量，且二者的关系可用一条直线近似表示，这种回归分析称为一元线性回归分析。如果回归分析中包括两个或两个以上的自变量，且因变量和自变量之间是线性关系，则称为多元线性回归分析。

在统计学中，线性回归（Linear Regression）是利用称为线性回归方程的最小平方函数对一个或多个自变量和因变量之间关系进行建模的一种回归分析。这种函数是一个或多个称为回归系数的模型参数的线性组合。只有一个自变量的情况称为简单回归，大于一个自变量情况的叫做多元回归。

在线性回归中，数据使用线性预测函数来建模，并且未知的模型参数也是通过数据来估计，这些模型被叫做线性模型。最常用的线性回归建模是给定 $x$ 值的 $y$ 的条件均值是 $x$ 的仿射函数。不太一般的情况，线性回归模型可以是一个中位数或一些其他的给定 $x$ 的条件下 $y$ 的条件分布的分位数作为 $x$ 的线性函数表示。像所有形式的回归分析一样，线性回归也把焦点放在给定 $x$ 值的 $y$ 的条件概率分布，而不是 $x$ 和 $y$ 的联合概率分布（多元分析领域）。

线性回归是回归分析中第一种经过严格研究并在实际应用中广泛使用的类型。这是因为线性依赖于其未知参数的模型比非线性依赖于其未知参数的模型更容易拟合，而且产生的估计的统计特性也更容易确定。

线性回归模型经常用最小二乘逼近来拟合，但他们也可能用别的方法来拟合，比如用最小化"拟合缺陷"在一些其他规范里（比如最小绝对误差回归），或者在桥回归中最小化最小二乘损失函数的惩罚。相反，最小二乘逼近可以用来拟合那些非线性的模型。因此，尽管"最小二乘法"和"线性模型"是紧密相连的，但他们是不能划等号的。

最小二乘法

一般来说，线性回归都可以通过最小二乘法求出其方程，可以计算出对于 $y = bx + a$ 的直线。

一般地，影响 $y$ 的因素往往不止一个，假设有 $x_1$，$x_2$，$\cdots$，$x_k$ 这 $k$ 个因素，通常可考虑如下的线性关系式：

$$y = \beta_0 + \beta_1 x_1 + \beta_2 x_2 + \cdots + \beta_k x_k + \varepsilon \tag{5-1}$$

对 $y$ 与 $x_1$，$x_2$，$\cdots$，$x_k$ 同时作 $n$ 次独立观察得 $n$ 组观测值（$x_{t1}$，$x_{t2}$，$\cdots$，$x_{tk}$），$t = 1$，$2$，$\cdots$，$n(n>k+1)$，它们满足关系式：

$$y = \beta_0 + \beta_1 x_{1t} + \beta_2 x_{2t} + \cdots + \beta_k x_{kt} + \varepsilon_t \tag{5-2}$$

式中，$\varepsilon_1$，$\cdots$，$\varepsilon_n$ 互不相关，均是与 $\varepsilon$ 同分布的随机变量。为了用矩阵表示式（5-2），于是有了 $Y = X\boldsymbol{\beta} + \boldsymbol{\varepsilon}$，使用最小二乘得到 $\boldsymbol{\beta}$ 的解：

$$\widehat{\boldsymbol{\beta}} = (X^{\mathrm{T}}X)^{-1}X^{\mathrm{T}}Y \tag{5-3}$$

式中，$(X^{\mathrm{T}}X)^{-1}X^{\mathrm{T}}$ 称为 $X$ 的伪逆。

线性回归有很多实际用途。分为以下两大类：

1）如果目标是预测或者映射，线性回归可以用来对观测数据集 $Y$ 和 $X$ 的值拟合出一个预测模型。当完成这样一个模型以后，对于一个新增的 $X$ 值，在没有给定与它相配对的 $Y$ 的情况下，可以用这个拟合过的模型预测出一个 $Y$ 值。

2）给定一个变量 $Y$ 和一些变量 $X_1$，$\cdots$，$X_P$，这些变量有可能与 $Y$ 相关，线性回归分析可以用来量化 $Y$ 与 $X_j$ 之间相关性的强度，评估出与 $Y$ 不相关的 $X_j$，并识别出哪些 $X_j$ 的子集包含了关于 $Y$ 的冗余信息。

## 5.1.2　支持向量机

支持向量机（Support Vector Machine，SVM）是一类按监督学习（supervised learning）方式对数据进行二元分类的广义线性分类器（generalized linear classifier），其决策边界是对学习样本求解的最大边距超平面（maximum-margin hyperplane）。

SVM 使用铰链损失函数（hinge loss）计算经验风险（empirical risk）并在求解系统中加入了正则化项以优化结构风险（structural risk），是一个具有稀疏性和稳健性的分类器。SVM 可以通过核方法（kernel method）进行非线性分类，是常见的核学习（kernel learning）方法之一。

SVM 被提出于 1964 年，在 20 世纪 90 年代后得到快速发展并衍生出一系列改进和扩展算法，在人像识别、文本分类等模式识别（pattern recognition）问题中有得到应用。

SVM 是由模式识别中广义肖像算法（generalized portrait algorithm）发展而来的分类器，其早期工作来自苏联学者 Vladimir N. Vapnik 和 Alexander Y. Lerner 在 1963 年发表的研究。1964 年，Vapnik 和 Alexey Y. Chervonenkis 对广义肖像算法进行了进一步讨论并建立了硬边距的线性 SVM。此后在 20 世纪 70—80 年代，随着模式识别中最大边距决策边界的理论研究、基于松弛变量（slack variable）的规划问题求解技术的出现，和 VC 维（Vapnik-Chervonenkis dimension，VC dimension）的提出，SVM 被逐步理论化并成为统计学习理论的一部分。1992 年，Bernhard E. Boser、Isabelle M. Guyon 和 Vapnik 通过核方法得到了非线性 SVM。1995 年，Corinna Cortes 和 Vapnik 提出了软边距的非线性 SVM 并将其应用于手写字符识别问题，这份研究在发表后得到了关注和引用，为 SVM 在各领域的应用提供了参考。

**1. 线性可分性**（linear separability）

在分类问题中给定输入数据和学习目标：$X = \{X_1, \cdots, X_N\}$ 和 $Y = \{y_1, \cdots, y_N\}$，其中输入数据的每个样本都包含多个特征并由此构成特征空间（feature space）：$X_i = [x_1, \cdots, x_n]$，而学习目标为二元变量 $y_i \in \{-1, 1\}$ 表示负类（negative class）和正类（positive class）。

若输入数据所在的特征空间存在作为决策边界（decision boundary）的超平面将学习目标按正类和负类分开，并使任意样本的点到平面距离 $\geq 1$：

$$决策边界：\boldsymbol{\omega}^{\mathrm{T}} \boldsymbol{X} + \boldsymbol{b} = 0 \tag{5-4}$$

$$点到平面距离：y_i(\boldsymbol{\omega}^{\mathrm{T}} \boldsymbol{X}_i + \boldsymbol{b}) \geq 1 \tag{5-5}$$

则称该分类问题具有线性可分性，参数 $\boldsymbol{\omega}$，$\boldsymbol{b}$ 分别为超平面的法向量和截距。

满足该条件的决策边界实际上构造了 2 个平行的超平面作为间隔边界以判别样本的分类：

$$\boldsymbol{\omega}^{\mathrm{T}} \boldsymbol{X}_i + \boldsymbol{b} \geq +1 \Rightarrow y_i = +1 \tag{5-6}$$

$$\boldsymbol{\omega}^{\mathrm{T}} \boldsymbol{X}_i + \boldsymbol{b} \leq -1 \Rightarrow y_i = -1 \tag{5-7}$$

所有在上间隔边界上方的样本属于正类，在下间隔边界下方的样本属于负类。两个间隔边界的距离 $d = \dfrac{2}{\| \boldsymbol{\omega} \|}$ 被定义为边距（margin），位于间隔边界上的正类和负类样本为支持向量（support vector）。

**2. 损失函数**（loss function）

在一个分类问题不具有线性可分性时，使用超平面作为决策边界会带来分类损失，即部分支持向量不再位于间隔边界上，而是进入了间隔边界内部，或落入决策边界的错误一侧。损失函数可以对分类损失进行量化，其按数学意义可以得到的形式是 0-1 损失函数：

$$L(P) = \begin{cases} 0, p < 0 \\ 1, p \geq 0 \end{cases} \tag{5-8}$$

0-1 损失函数不是连续函数，不利于优化问题的求解，因此通常的选择是构造代理损失（surrogate loss）。可用的选择包括铰链损失函数（hinge loss）、logistic 损失函数（logistic loss）和指数损失函数（exponential loss），其中 SVM 使用的是铰链损失函数：

$$L(P) = \max(0, 1 - p) \tag{5-9}$$

对替代损失的相合性研究表明，当代理损失是连续凸函数，并在任意取值下是 0-1 损失函数的上界，则求解代理损失最小化所得结果也是 0-1 损失最小化的解。铰链损失函数满足上述条件。

**3. 经验风险**（empirical risk）**与结构风险**（structural risk）

按统计学习理论，分类器在经过学习并应用于新数据时会产生风险，风险的类型可分为经验风险和结构风险：

$$经验风险：\boldsymbol{\varepsilon} = \sum_{i=1}^{N} L(P_i) = \sum_{i=1}^{N} L[f(\boldsymbol{X}_i, \boldsymbol{\omega}), y_i] \tag{5-10}$$

$$结构风险：\Omega(f) = \| \boldsymbol{\omega} \|^p \tag{5-11}$$

式中，$f$ 表示分类器，经验风险由损失函数定义，描述了分类器所给出的分类结果的准确程度；结构风险由分类器参数矩阵的范数定义，描述了分类器自身的复杂程度以及稳定程度，复杂的分类器容易产生过拟合，因此是不稳定的。若一个分类器通过最小化经验风险和结构风险的线性组合以确定其模型参数：

$$\tau = \| \boldsymbol{\omega} \|^p + C \sum_{i=1}^{N} L[f(X_i, \boldsymbol{\omega}), y_i] \tag{5-12}$$

则对该分类器的求解是一个正则化问题，常数 $C$ 是正则化系数。当 $p = 2$ 时，式（5-12）被称为 $L_2$ 正则化或 Tikhonov 正则化（Tikhonov regularization）[1]。SVM 的结构风险按 $p = 2$ 表示，在线性可分问题下，硬边界 SVM 的经验风险可以归 0，因此其是一个完全最小化结构风险的分类器；在线性不可分问题中，软边界 SVM 的经验风险不可归 0，因此其是一个 $L_2$ 正则化分类器，最小化结构风险和经验风险的线性组合。

**4. 核**（kernel）**方法**

一些线性不可分的问题可能是非线性可分的，即特征空间存在超曲面（hypersurface）将正类和负类分开。使用非线性函数可以将非线性可分问题从原始的特征空间映射至更高维的希尔伯特空间（Hilbert space）$H$，从而转化为线性可分问题，此时作为决策边界的超平面表示如下：

$$\boldsymbol{\omega}^{\mathrm{T}} \phi(\boldsymbol{X}) + \boldsymbol{b} = 0 \tag{5-13}$$

式中，$\phi: x \to H$ 为映射函数。由于映射函数具有复杂的形式，难以计算其内积，因此可使用核方法（kernel method），即定义映射函数的内积为核函数（kernel function）：$\kappa(X_1, X_2) = \phi(X_1)^{\mathrm{T}} \phi(X_2)$ 以回避内积的显式计算。

核函数的选择需要一定条件，函数 $\kappa(X_1, X_2) \to R$ 是核函数的充要条件是，对输入空间的任意向量：$\{X_1, \cdots, X_m\} \in X$，其核矩阵（kernel matrix），即如下形式的格拉姆矩阵（Gram matrix）：

$$G(X, X) = \begin{bmatrix} k(X_1, X_1) & k(X_1, X_2) & \cdots & k(X_1, X_m) \\ k(X_2, X_1) & k(X_2, X_2) & \cdots & k(X_2, X_m) \\ \vdots & \vdots & & \vdots \\ k(X_m, X_1) & k(X_m, X_2) & \cdots & k(X_m, X_m) \end{bmatrix} \tag{5-14}$$

是半正定矩阵。上述结论被称为 Mercer 定理。定理的证明从略，结论性地，作为充分条件：特征空间内两个函数的内积是一个二元函数，在其核矩阵为半正定矩阵时，该二元函数具有可再生性：$k(X_1, X_2) = k(X_1)^{\mathrm{T}} k(X_2)$，因此其内积空间是一个赋范向量空间（normed vector space），可以完备化得到希尔伯特空间，即再生核希尔伯特空间（Reproducing Kernel Hilbert Space, RKHS）。作为必要条件，对核函数构造核矩阵后易知：$\sum\limits_{i, j=1}^{m} G(X_i, X_j) = \| \sum\limits_{i=1}^{m} \phi(X_i)^2 \| \geqslant 0$。

在构造核函数后，验证其对输入空间内的任意格拉姆矩阵为半正定矩阵是困难的，因此通常的选择是使用现成的核函数。表 5-1 给出了一些核函数的例子，其中未做说明的参数均是该核函数的超参数（hyper-parameter）。

**表 5-1　常见的核函数**

| 名　称 | 解析式 |
| --- | --- |
| 多项式核（polynomial kernel） | $k(X_1, X_2) = (X_1^{\mathrm{T}} X_2)^n$ |
| 径向基函数核（RBF kernel） | $k(X_1, X_2) = \exp\left( -\dfrac{\|X_1 - X_2\|^2}{2\sigma^2} \right)$ |
| 拉普拉斯核（Laplacian kernel） | $k(X_1, X_2) = \exp\left( -\dfrac{\|X_1 - X_2\|}{\sigma} \right)$ |
| Sigmoid 核（Sigmoid kernel） | $k(X_1, X_2) = \tanh[a(X_1^{\mathrm{T}} X_2) - b]$，$a, b > 0$ |

当多项式核的阶为 1 时，其被称为线性核，对应的非线性分类器退化为线性分类器。RBF 核也被称为高斯核（Gaussian kernel），其对应的映射函数将样本空间映射至无限维空间。核函数的线性组合和笛卡儿积也是核函数，此外对特征空间内的函数 $g(X)$、$g(X_1) k(X_1, X_2) g(X_2)$ 也是核函数。

### 5.1.3　随机森林

在机器学习中，随机森林是一个包含多个决策树的分类器，并且其输出的类别是由个别树输出的类别的众数而定。Leo Breiman 和 Adele Cutler 发展出推论出随机森林的算法，"Random Forests" 是其商标。这个术语是 1995 年由贝尔实验室的 Tin Kam Ho 所提出的随机决策森林（random decision forests）而来的。这个方法则是结合 Breimans 的 "bootstrap aggregating" 想法和 Ho 的 "random subspace method" 以建造决策树的集合。

根据下列算法而建造每棵树：

1）用 $N$ 来表示训练用例（样本）的个数，$M$ 表示特征数目。

2）输入特征数目 $m$，用于确定决策树上一个节点的决策结果；其中 $m$ 应远小于 $M$。

3）从 $N$ 个训练用例（样本）中以有放回抽样的方式，取样 $N$ 次，形成一个训练集（即 bootstrap 取样），并用未抽到的用例（样本）作预测，评估其误差。

4）对于每一个节点，随机选择 $m$ 个特征，决策树上每个节点的决定都是基于这些特征确定的。根据这 $m$ 个特征，计算其最佳的分裂方式。

5）每棵树都会完整成长而不会剪枝，这有可能会在建完一棵正常树状分类器后被采用。

随机森林的优点有很多，如对于很多种资料，它可以产生高准确度的分类器；它可以处理大量的输入变量；它可以在决定类别时，评估变数的重要性；在建造森林时，它可以在内部对于一般化后的误差产生不偏差的估计；它包含一个好方法可以估计遗失的资料，并且，如果有很大一部分的资料遗失，仍可以维持准确度；对于不平衡的分类资料集来说，它可以平衡误差；学习过程是很快的。

要构建随机森林，必须先构建决策树。决策树是一种基本的分类器，一般是将特征分为两类。构建好的决策树呈树形结构，可以认为是 if-then 规则的集合，主要优点是模型具有可读性，分类速度快。

随机森林的具体构建分为两个方面：一是数据的随机性选取，二是待选特征的随机选取。

1）数据的随机选取：首先，从原始的数据集中采取有放回的抽样，构造子数据集，子数据集的数据量是和原始数据集相同的。不同子数据集的元素可以重复，同一个子数据集中的元素也可以重复。其次，利用子数据集来构建子决策树，将这个数据放到每个子决策树中，每个子决策树输出一个结果。最后，如果有了新的数据需要通过随机森林得到分类结果，就可以通过对子决策树的判断结果的投票，得到随机森林的输出结果了。如图 5-1 所示，假设随机森林中有 3 棵子决策树，2 棵子树的分类结果是 A 类，1 棵子树的分类结果是 B 类，那么随机森林的分类结果就是 A 类。

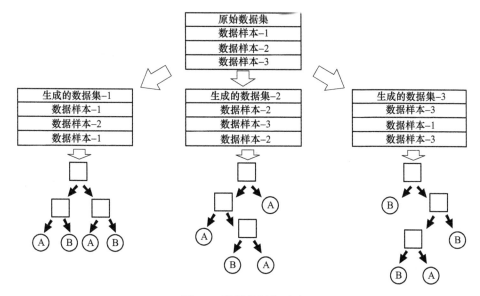

图 5-1 数据的随机选取

2）待选特征的随机选取：与数据集的随机选取类似，随机森林中的子树的每一个分裂过程并未用到所有的待选特征，而是从所有的待选特征中随机选取一定的特征，之后再在随机选取的特征中选取最优的特征。这样能够使得随机森林中的决策树都彼此不同，提升系统的多样性，从而提升分类性能。

如图 5-2 所示，灰色的方块代表所有可以被选择的特征，也就是待选特征。白色的方块是分裂特征。左边是一棵决策树的特征选取过程，通过在待选特征中选取最优的分裂特征（ID3 算法、C4.5 算法、CART 算法等），完成分裂。右边是一个随机森林中的子树的特征选取过程。

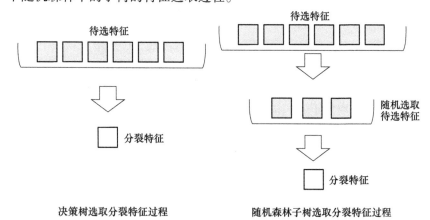

图 5-2 待选特征的随机选取

## 5.2 深度学习算法

### 5.2.1 卷积神经网络

卷积神经网络（Convolutional Neural Networks，CNN）是一类包含卷积计算且具有深度结构的前馈神经网络（Feedforward Neural Networks，FNN），是深度学习（deep learning）的代表算法之一。卷积神经网络具有表征学习（representation learning）能力，能够按其阶层结构对输入信息进行平移不变分类（shift-invariant classification），因此也被称为"平移不变人工神经网络（Shift-Invariant Artificial Neural Networks，SIANN）"[2]。

对卷积神经网络的研究始于 20 世纪 80—90 年代，时间延迟网络和 LeNet-5 是最早出现的卷积神经网络[3]；在 21 世纪后，随着深度学习理论的提出和数值计算设备的改进，卷积神经网络得到了快速发展，并被应用于计算机视觉、自然语言处理等领域。

卷积神经网络仿造生物的视知觉（visual perception）机制构建，可以进行监督学习和非监督学习，其隐含层内的卷积核参数共享和层间连接的稀疏性使得卷积神经网络能够以较小的计算量对格点化（grid-like topology）特征，例如像素和音频进行学习、有稳定的效果且对数据没有额外的特征工程（feature engineering）要求。

对卷积神经网络的研究可追溯至日本学者福岛邦彦（Kunihiko Fukushima）提出的 neocognitron 模型。在其 1979 年和 1980 年发表的论文中，福岛仿造生物的视觉皮层（visual cortex）设计了以"neocognitron"命名的神经网络。neocognitron 是一个具有深度结构的神经网络，并且是最早被提出的深度学习算法之一，其隐含层由 S 层（Simple-layer）和 C 层（Complex-layer）交替构成。其中 S 层单元在感受野（receptive field）内对图像特征进行提取，C 层单元接收和响应不同感受野返回的相同特征。neocognitron 的 S 层-C 层组合能够进行特征提取和筛选，部分实现了卷积神经网络中卷积层（convolution layer）和池化层（pooling layer）的功能，被认为是启发了卷积神经网络的开创性研究。

第一个卷积神经网络是 1987 年由 Alexander Waibel 等提出的时间延迟网络（Time Delay Neural Network，TDNN）。TDNN 是一个应用于语音识别问题的卷积神经网络，使用 FFT 预处理的语音信号作为输入，其隐含层由 2 个一维卷积核组成，以提取频域上的平移不变特征。由于在 TDNN 出现之前，人工智能领域在反向传播算法（Back-Propagation，BP）的研究中取得了突破性进展，因此 TDNN 得以使用 BP 框架内进行学习。在原作者的比较试验中，TDNN 的表现超过了同等条件下的隐马尔可夫模型（Hidden Markov Model，HMM），而后者是 20 世纪 80 年代语音识别的主流算法。

1988 年，Wei Zhang 提出了第一个二维卷积神经网络：平移不变人工神经网络（SIANN），并将其应用于检测医学影像。独立于该研究，Yann LeCun 在 1989 年同样构建了应用于计算机视觉问题的卷积神经网络，即 LeNet 的最初版本。LeNet 包含两个卷积层，2 个全连接层，共计 6 万个学习参数，规模远超 TDNN 和 SIANN，且在结构上与现代的卷积神经网络十分接近。Yann LeCun 对权重进行随机初始化后使用了随机梯度下降（Stochastic Gradient Descent，SGD）进行学习，这一策略被其后的深度学习研究所保留。此外，Yann LeCun 在论述其网络结构时首次使用了"卷积"一词，"卷积神经网络"也因此得名。

但总体而言，由于数值计算能力有限、学习样本不足，加上同一时期以支持向量机为代表的核学习（kernel learning）方法的兴起，这一时期为各类图像处理问题设计的卷积神经网络停留在了研究阶段，应用端的推广较少。

在 LeNet 的基础上，1998 年 Yann LeCun 及其合作者构建了更加完备的卷积神经网络 LeNet-5 并在手写数字的识别问题中取得成功。LeNet-5 沿用了之前的学习策略并在原有设计中加入了池化层对输入特征进行筛选。LeNet-5 及其后产生的变体定义了现代卷积神经网络的基本结构，其构筑中交替出现的卷积层-池化层被认为能够提取输入图像的平移不变特征。LeNet-5 的成功使卷积神经网络的应用得到关注，微软在 2003 年使用卷积神经网络开发了光学字符读取（Optical Character Recognition，OCR）系统。其他基于卷积神经网络的应用研究也得到展开，包括人像识别、手势识别等。

在 2006 年深度学习理论被提出后，卷积神经网络的表征学习能力得到了关注，并随着数值计算设备的更新得到发展。自 2012 年的 AlexNet 开始，得到 GPU 计算集群支持的复杂卷积神经网络多次成为 ImageNet 大规模视觉识别竞赛（ImageNet Large Scale Visual Recognition Challenge，ILSVRC）的优胜算法，包括 2013 年的 ZFNet、2014 年的 VGGNet、GoogLeNet 和 2015 年的 ResNet。

卷积神经网络包括输入层、隐含层、卷积层、池化层、Inception 模块、全连接层和输出层，下面将分别介绍。

**1. 输入层**

卷积神经网络的输入层可以处理多维数据，常见地，一维卷积神经网络的输入层接收一维或二维数组，其中一维数组通常为时间或频谱采样；二维数组可能包含多个通道；二维卷积神经网络的输入层接收二维或三维数组；三维卷积神经网络的输入层接收四维数组。由于卷积神经网络在计算机视觉领域应用较广，因此许多研究在介绍其结构时预先假设了三维输入数据，即平面上的二维像素点和 RGB 通道。

与其他神经网络算法类似，由于使用梯度下降算法进行学习，卷积神经网络的输入特征需要进行标准化处理。具体地，在将学习数据输入卷积神经网络前，需在通道或时间/频率维对输入数据进行归一化，若输入数据为像素，也可将分布于 [0, 255] 的原始像素值归一化至区间。输入特征的标准化有利于提升卷积神经网络的学习效率和表现。

**2. 隐含层**

卷积神经网络的隐含层包含卷积层、池化层和全连接层 3 类常见构筑，在一些更为现代的算法中可能有 Inception 模块、残差块（residual block）等复杂构筑。在常见构筑中，卷积层和池化层为卷积神经网络特有。卷积层中的卷积核包含权重系数，而池化层不包含权重系数，因此在文献中，池化层可能不被认为是独立的层。以 LeNet-5 为例，3 类常见构筑在隐含层中的顺序通常为：输入—卷积层—池化层—全连接层—输出。

**3. 卷积层**

（1）卷积核（convolutional kernel）

卷积层的功能是对输入数据进行特征提取，其内部包含多个卷积核，组成卷积核的每个元素都对应一个权重系数和一个偏差量（bias vector），类似于一个前馈神经网络的神经元（neuron）。卷积层内每个神经元都与前一层中位置接近的区域的多个神经元相连，区域的大小取决于卷积核的大小，在文献中被称为"感受野"（receptive field），其含义可类比视觉皮层细胞的感受野。卷积核在工作时，会有规律地扫过输入特征，在感受野内对输入特征做矩阵元素乘法求和并叠加偏差量：

$$Z^{l+1}(i, j) = [Z^l \otimes \omega^{l+1}](i, j) + b$$

$$= \sum_{k+1}^{K} \sum_{x=1}^{f} \sum_{y=1}^{f} [Z_k^l(s_0 i + x, s_0 + y) \omega_k^{l+1}(x, y)], (i, j)$$

$$\in \{0, 1, 2, \cdots, L_{l+1}\} \tag{5-15}$$

$$L_{l+1} = \frac{L_1 + 2p - f}{s_0} + 1 \tag{5-16}$$

式中，求和部分等价于求解一次交叉相关（cross-correlation）；$b$ 为偏差量；$Z^l$ 和 $Z^{l+1}$ 表示第 $l+1$ 层的卷积输入和输出，也被称为特征图（feature map）；$L_{l+1}$ 为 $Z^{l+1}$ 的尺寸，这里假设特征图长宽相同。$Z(i, j)$ 对应特征图的像素；$K$ 为特征图的通道数，$f$、$s_0$ 和 $p$ 是卷积层参数，对应卷积核大小、卷积步长（stride）和填充（padding）层数。

上式以二维卷积核作为例子，一维或三维卷积核的工作方式与之类似。理论上卷积核也可以先翻转 180°，再求解交叉相关，其结果等价于满足交换律的线性卷积（linear convolution），但这样做在增加求解步骤的同时并不能为求解参数取得便利，因此线性卷积核使用交叉相关代替了卷积。

特殊地，当卷积核是大小 $f = 1$，步长 $s_0 = 1$ 且不包含填充的单位卷积核时，卷积层内的交叉相关计算等价于矩阵乘法，并由此在卷积层间构建了全连接网络：

$$Z^{l+1} = \sum_{k=1}^{K} \sum_{i=1}^{L} \sum_{j=1}^{L} \left( Z_{i,j,k}^{l} \, \boldsymbol{\omega}_k^{l+1} \right) + \boldsymbol{b} = \boldsymbol{\omega}_{l+1}^{\mathrm{T}} + \boldsymbol{b}, L^{l+1} = L \qquad (5-17)$$

由单位卷积核组成的卷积层也被称为网中网（Network-In-Network，NIN）或多层感知器卷积层（Multilayer Perceptron Convolution Layer，MLPCONV）[4]。单位卷积核可以在保持特征图尺寸的同时减少图的通道数从而降低卷积层的计算量。完全由单位卷积核构建的卷积神经网络是一个包含参数共享的多层感知器（Muti-Layer Perceptron，MLP）。

在线性卷积的基础上，一些卷积神经网络使用了更为复杂的卷积，包括平铺卷积（tiled convolution）、反卷积（deconvolution）和扩张卷积（dilated convolution）。平铺卷积的卷积核只扫过特征图的一部分，剩余部分由同层的其他卷积核处理，因此卷积层间的参数仅被部分共享，有利于神经网络捕捉输入图像的旋转不变（shift-invariant）特征。反卷积或转置卷积（transposed convolution）将单个的输入激励与多个输出激励相连接，对输入图像进行放大。由反卷积和向上池化层（up-pooling layer）构成的卷积神经网络在图像语义分割（semantic segmentation）领域有应用，也被用于构建卷积自编码器（Convolutional AutoEncoder，CAE）。扩张卷积在线性卷积的基础上引入扩张率以提高卷积核的感受野，从而获得特征图的更多信息，在面向序列数据使用时有利于捕捉学习目标的长距离依赖（long-range dependency）。使用扩张卷积的卷积神经网络主要被用于自然语言处理（Natrual Language Processing，NLP）领域，例如机器翻译、语音识别等。

（2）卷积层参数

卷积层参数包括卷积核大小、步长和填充，三者共同决定了卷积层输出特征图的尺寸，是卷积神经网络的超参数。其中卷积核大小可以指定为小于输入图像尺寸的任意值，卷积核越大，可提取的输入特征越复杂。

卷积步长定义了卷积核相邻两次扫过特征图时位置的距离，卷积步长为 1 时，卷积核会逐个扫过特征图的元素，步长为 $n$ 时会在下一次扫描跳过 $n-1$ 个像素。

由卷积核的交叉相关计算可知，随着卷积层的堆叠，特征图的尺寸会逐步减小，例如 16×16 的输入图像在经过单位步长、无填充的 5×5 的卷积核后，会输出 12×12 的特征图。为此，填充是在特征图通过卷积核之前人为增大其尺寸以抵消计算中尺寸收缩影响的方法。常见的填充方法为按 0 填充和重复边界值填充（replication padding）。填充依据其层数和目的可分为 4 类：

1）有效填充（valid padding）：即完全不使用填充，卷积核只允许访问特征图中包含完整感受野的位置。输出的所有像素都是输入中相同数量像素的函数。使用有效填充的卷积被称为"窄卷积"（narrow convolution），窄卷积输出的特征图尺寸为 $(L - f)/s + 1$。

2）相同填充/半填充（same/half padding）：只进行足够的填充来保持输出和输入的特征图尺寸相同。相同填充下特征图的尺寸不会缩减但输入像素中靠近边界的部分相比于中间部分对于特征图的影响更小，即存在边界像素的欠表达。使用相同填充的卷积被称为"等长卷积"（equal-width convolution）。

3）全填充（full padding）：进行足够多的填充使得每个像素在每个方向上被访问的次数相同。步长为 1 时，全填充输出的特征图尺寸为 $L+f-1$，大于输入值。使用全填充的卷积被称为"宽卷积"（wide convolution）。

4）任意填充（arbitrary padding）：介于有效填充和全填充之间，是人为设定的填充，较少使用。

代入先前的例子，若 16×16 的输入图像在经过单位步长的 5×5 的卷积核之前先进行相同填充，则会在水平和垂直方向填充两层，即两侧各增加 2 个像素（$p=2$）变为 20×20 大小的图像，通过卷积核后，输出的特征图尺寸为 16×16，保持了原本的尺寸。

（3）激励函数（activation function）

卷积层中包含激励函数以协助表达复杂特征，其表示形式如下：

$$A_{i,j,k}^l = f(Z_{i,j,k}^l) \tag{5-18}$$

类似于其他深度学习算法，卷积神经网络通常使用线性整流函数（Rectified Linear Unit，ReLU），其他类似 ReLU 的变体包括有斜率的 ReLU（Leaky ReLU，LReLU）、参数化的 ReLU（Parametric ReLU，PReLU）、随机化的 ReLU（Randomized ReLU，RReLU）、指数线性单元（Exponential Linear Unit，ELU）等。在 ReLU 出现以前，Sigmoid 函数和双曲正切函数（hyperbolic tangent）也有被使用。

激励函数操作通常在卷积核之后，一些使用预激活（preactivation）技术的算法将激励函数置于卷积核之前。在一些早期的卷积神经网络研究，例如 LeNet-5 中，激励函数在池化层之后。

**4. 池化层**

在卷积层进行特征提取后，输出的特征图会被传递至池化层进行特征选择和信息过滤。池化层包含预设定的池化函数，其功能是将特征图中单个点的结果替换为其相邻区域的特征图统计量。池化层选取池化区域与卷积核扫描特征图步骤相同，由池化大小、步长和填充控制。

（1）$L_p$ 池化（$L_p$ pooling）

$L_p$ 池化是一类受视觉皮层内阶层结构启发而建立的池化模型，其一般表示形式为

$$A_k^l(i,j) = \Big[ \sum_{x=1}^{f} \sum_{y=1}^{f} A_k^l\,(s_0 i + x, s_0 j + y)^p \Big]^{\frac{1}{p}} \tag{5-19}$$

式中，步长 $s_0$、像素 $(i,j)$ 的含义与卷积层相同；$p$ 是预指定参数；当 $p=1$ 时，$L_p$ 池化在池化区域内取均值，被称为均值池化（average pooling）；当 $p \to \infty$ 时，$L_p$ 池化在区域内取极大值，被称为极大池化（max pooling）。

均值池化和极大池化是在卷积神经网络的设计中被长期使用的池化方法，二者以损失特征图的部分信息或尺寸为代价保留图像的背景和纹理信息。此外 $p=2$ 时的 $L_2$ 池化在一些工作中也有使用。

（2）随机/混合池化

混合池化（mixed pooling）和随机池化（stochastic pooling）是 $L_p$ 池化概念的延伸。随机池化会在其池化区域内按特定的概率分布随机选取一值，以确保部分非极大的激励信号能够进入下一个构筑。混合池化可以表示为均值池化和极大池化的线性组合：

$$A_K^L = \lambda L_1(A_k^l) + L_\infty(A_k^l), \lambda \in [0,1] \tag{5-20}$$

研究表明，相比于均值和极大池化，混合池化和随机池化具有正则化的功能，有利于避免卷积神经网络出现过拟合。

（3）谱池化（spectral pooling）

谱池化是基于快速傅里叶变换（FFT）的池化方法，可以和 FFT 卷积一起被用于构建基于 FFT 的卷积神经网络。在给定特征图尺寸 $R_{m \times m}$，和池化层输出尺寸时 $R_{n \times n}$，谱池化对特征图的每个通道分别进行离散傅里叶变换（DFT），并从频谱中心截取 $n \times n$ 大小的序列进行 DFT 逆变换得到池化结果。谱池化有滤波功能，可以在保存输入特征的低频变化信息的同时，调整特征图的大小。基于成熟的 FFT 算法，谱池化能够以很小的计算量完成。

**5. Inception 模块**

Inception 模块是对多个卷积层和池化层进行堆叠所得的隐含层构筑。具体而言，一个 Inception 模块会同时包含多个不同类型的卷积和池化操作，并使用相同填充使上述操作得到相同尺寸的特征图，随后在数组中将这些特征图的通道进行叠加并通过激励函数。由于上述做法在一个构筑中引入了多个卷积核，因此为简化计算，Inception 模块通常设计了瓶颈层，首先使用单位卷积核，即 NIN 结构减少特征图的通道数，再进行其他卷积操作。Inception 模块最早被应用于 GoogLeNet 并在 ImageNet 数据集中取得了成功，并启发了（或推广得到了）基于深度可分卷积（depthwise separable convolution）搭建的一系列轻量级卷积神经网络，包括 Xception 和 MobileNet。

### 6. 全连接层

卷积神经网络中的全连接层等价于传统前馈神经网络中的隐含层。全连接层位于卷积神经网络隐含层的最后部分,并只向其他全连接层传递信号。特征图在全连接层中会失去空间拓扑结构,被展开为向量并通过激励函数。

按表征学习观点,卷积神经网络中的卷积层和池化层能够对输入数据进行特征提取,全连接层的作用则是对提取的特征进行非线性组合以得到输出,即全连接层本身不被期望具有特征提取能力,而是试图利用现有的高阶特征完成学习目标。

在一些卷积神经网络中,全连接层的功能可由全局均值池化(global average pooling)取代,全局均值池化会将特征图每个通道的所有值取平均,即若有 $7 \times 7 \times 256$ 的特征图,全局均值池化将返回一个 256 的向量,其中每个元素都是 $7 \times 7$,步长为 7,无填充的均值池化。

### 7. 输出层

卷积神经网络中输出层的上游通常是全连接层,因此其结构和工作原理与传统前馈神经网络中的输出层相同。对于图像分类问题,输出层使用逻辑函数或归一化指数函数(softmax function)输出分类标签。在物体识别(object detection)问题中,输出层可设计为输出物体的中心坐标、大小和分类。在图像语义分割中,输出层直接输出每个像素的分类结果。

## 5.2.2 自注意力机制

注意力机制借鉴了人类的视觉机制。当人眼观察某个物体的时候,会首先从全局的角度对物体进行把握,而后会将注意力的重心转移到那些相对重要的区域中去,忽略那些背景或者是相对次要的区域,而计算机视觉中的注意力正是模仿了人类视觉的特点,使得模型对不同区域的关注的程度加以区别。注意力机制通过对信息特征进行相关与不相关的抉择建立动态权重参数,以加强关键信息弱化无用信息,从而提高深度学习算法效率,因而在图像处理领域、自然语言处理、数据预测等不同应用方面都有着广泛的运用。注意力模型具有即插即用的特点,可以轻松地嵌入各种主流的深度学习模型,如 ResNet, Deep-Lab, U-Net, Faster-RCNN 等。借助注意力模块来实现多尺度的信息提取,也已成为近年来的热门研究方向。深度学习中的注意力机制通常大致可分为三类:软注意力(Soft-attention)、硬注意力(Hard-attention)和自注意力(Self-attention)。其中,软注意力也称为全局注意力,它对每个输入项分配的权重为 0-1 之间,也就是某些部分关注的多一点,某些部分关注的少一点,因为对大部分信息都有考虑,但考虑程度不一样,所以相对来说计算量比较大。而硬注意力机制也称为局部注意力,它对每个输入项分配的权重非 0 即 1,和软注意力不同,硬注意力机制只考虑那部分需要关注，哪部分不关注，也就是直接舍弃掉一些不相关项，其优势在于可以减少一定的时间和计算成本，但有可能丢失掉一些本应该注意的信息。自注意力机制特点是，每个输入项分配的权重取决于输入项之间的相互作用，即通过输入项的内部的关联程度来决定应该关注哪些输入项。和前两种注意力相比，自注意力在处理很长的输入序列时，具有并行计算的优势。

此外，近些年来一种多头注意力机制广泛的运用于图像的分类、检测、分割等任务中，多头注意力机制是自注意力机制的扩展，通过多头注意力机制作为 Transformer 的核心模块，能够很好地建模长距离的特征依赖关系，因此，多注意力机制在场序列处理问题中有着天然的优势。而在医学图像分割领域，不少研究人员的实验结果表明，双重注意力模型，即基于通道的注意力和空间位置的注意力结合往往会更有助于模型的训练和提升。一方面，通道注意力能够很好地抑制非相关的噪声，另一方面，空间注意力可以很好地把握图像不同像素点之间的内在关联。因此，双重注意力是一种有效的提升复杂目标分割精度的方法。但是需要注意的是，由于空间注意力的参数量要远远地大于通道注意力的参数量，可能会导致模型训练的代价和开销增加。

总的来说，注意力机制已广泛地应用在深度学习的诸多领域，基于注意力机制的模型不仅能够记录信息间的位置关系，还能依据信息的权重去度量不同信息特征的重要性。注意力机制在医学图像语义分割领域起到越来越重要的作用，因而被广泛应用。其基本思想是让模型能够忽略无关信息而关注重点信息，增加特征的表达能力，提高分类的准确率。如：SE-Net 网络中的 SE 模块采用全局平均池化的方式进行 Squeeze，然后通过一个缩放参数进行 Excitation，最后实现通道的逐一元素相乘[5]。此外，残差注意力学习模型不仅可以把 mask 之后的特征张量作为下一层的输入，同时也将 mask 之前的特征张量作为下一层的输入，这时候得到的特征更为丰富，从而能够更好地注意关键特征[6]。采用自注意力机制的思想，通过（Key、Query、Value）的三元组提供了一种有效的捕捉全局上下文信息的建模方式[7]。Key 和 Query 通过点乘的方式获得相应的注意力权重，把得到的权重和 Value 做点乘，得到最终的输出。Self-attention 减少了对外部信息的依赖，更擅长捕捉数据或特征的内部相关性。另一种常用的基于自注意机制的是多头注意力结构，其通过对 Key，Query，Value 进行 $n$ 次线性变换得到 $n$ 组 Key，Query，Value，然后对每组 Key，Query，Value 通过自注意机制得到多头输出，得到最终的结果。但是，这种建模方式的缺点一是没有考虑通道上的信息，二是计算复杂度仍然很大。如何进行空间和通道上信息的有效结合，实现所捕捉信息的稀疏化，建立更加鲁棒的模型，是一个值得研究的问题。

### 5.2.3 残差网络

在训练深度网络的时候，通常网络的性能不会随着层数的增加而无限制的增加，网络的最佳性能可能在中间的某一层达到，而之后的层可能存在着信息冗余。另一方面，深度网络的收敛问题和稳定性对于模型的训练也是一个不小的挑战，当网络层数过多的时候，当更新相对较浅层的模型的参数时，可能会出现梯度消失和梯度弥散的现象。因此，为了解决网络模型随着深度的增加性能不升反降问，提升深度学习训练过程的网络的稳定性，同时缓解训练过程的梯度消失的问题，何凯明等人在 2015 年提出了残差网络 ResNet 模型，大大提升了深度模型训练的效率[8]。残差网络 ResNet 的基本组成单元是残差块，图 5-3 所示为残差块的基本的结构。

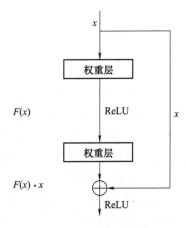

图 5-3 残差块的基本结构

其中的权重层（Weight Layer）在卷积网络中是指卷积操作，相加操作是指单位加操作。其不同于不同卷积单元的主要区别是加入了短连接路径，也称作恒等映射路径，使得残差块分成直接映射部分和残差部分两部分。假设当前的残差块位于网络模型的第 $L$ 层，则最终的输出包括残差项 $F(X_L)$ 和恒等映射项 $X_{L-1}$ 两个部分组成。残差模块的最终的期望输出 $H(X_L)$ 可以表示为

$$H(X_L) = F(X_L) + X_{L-1} \tag{5-21}$$

近些年来，针对 ResNet 许多研究人员提出了不同的改进方案，其中最为经典的是 DenseNet 模型，与 ResNet 相比，DenseNet 实现了更加密集的短连接，而 DenseNet 相比于 ResNet 有更少的参数计算量，加强了特征的重用，更能够有效地缓解模型的退化问题和梯度消失问题，假设 $X_L$ 表示网络的第 $L$ 层结果，则与 ResNet 的 $X_L$ 只和上一层的 $X_{L-1}$ 不同的是，DenseNet 的 $X_L$ 和所有的前 $L$ 层的结果都建立了关联，其计算表达式如下所示：

$$X_L = H_L(X_0, X_1, \cdots, X_L) \tag{5-22}$$

此外，加注意力模型、软阈值函数等嵌入到残差连接等，提升网络的特征提取能力，也是一个热门的研究领域，这方面比较经典的是 2019 年提出的深度残差收缩网络，它加强了神经网络从噪声信号中提取有特征的能力。在图像分类和分割问题如眼底血管分割问题中，深度残差收缩网络能够借助注意力机制，注意到一些额外的背景噪声如病灶因素和成像的噪声因素等，然后借助软阈值化，将这些噪声所对应的特征置为零，从而提高图像分类和分割的准确率。

## 5.2.4 Transformer

在医学图像分割领域，尽管基于 CNN 的模型如 U-Net 等取得了很好的效果，但由于医学图像本身结构复杂、数据标注困难、标注数据少等特点，常规的基于 CNN 的方法仍然存在分割结果精度不够高，分割不够精细等方面的不足。研究人员针对 U-Net 模型提出了许多的变体，如 U-Net++ 提出了网状的连接方式，采用更为密集的跳跃连接关联不同阶段的特征。R2U-Net 通过引入循环卷积模块和长短期记忆网络的方法，保证了分割结果的连续性。SA-U-Net 则是通过引入一种空间注意力模块，抑制特征图的非相关区域，提高分类器的判别准确率，同时通过 Dropout 层在一定程度上缓解了过拟合的问题。然而这些变体还是针对卷积模型的改进，没有从根本上解决卷积缺乏全局信息的不足。对于 CNN 而言，这些改进的变体网络依然很难解决卷积特征长距离语义信息相互作用的不足。

Transformer 最早在自然语言处理研究中被提出，ViT 模型第一次将其运用在计算机视觉的 ImageNet 图像分类任务中，取得了前所未有的成功。Transformer 将图像划分为固定大小的图像块（Patch），使用 Linear projection 将 Patch flatten 投影到指定维度，得到 Tokens 序列，将序列作为特征的输入，实现了全新的分割模式。Transformer 在不使用下采样，使得图像分辨率不降低的情况下，实现了全局信息的建模，是一种全新的语义分割模式。不借助卷积方法中的空洞卷积和 FPN 等结构，Transformer 扩大了感受野，从全局的角度获得了特征响应。Transformer 在使用多层自注意力和多层感知器的基础上，从全局的角度出发建模，在自然语言处理领域取得了巨大的成功。Transformer 建立了序列-序列的预测方法。

ViT 是 Transformer 第一次在计算机视觉领域的成功运用，在图像识别领域超过了许多的先进的模型。然而 ViT 适合数据量比较大的数据集。Touvron 等通过引入若干训练策略，使得在小数据集上也有很好的表现。Swin-Unet 模型通过采用纯 Transformer 的 U 形网络架构，在肝脏图像分割方面取得了很好的成绩。由于 Transformer 中的核心自注意力的计算量是图像分辨率的平方级别，因此在整张较大的图像上进行一次 Transformer 计算的参数量较大，因此 Swin Transformer 提出了滑动窗口的概念，将整个特征图划分为若干个窗口，每个窗口包含固定数量为 7 个的 Patch，每次只计算窗口的范围之内 Patch 的 Self-attention，从而减少了计算的时间复杂度。Shift Windows 的方法采用循环左上角移动的方法，使得窗口内原本不相邻的 Patch 能够互相交流。

Transformer 的结构在数据量较少的医学图像数据集上的性能相对较差，这是其不足之处。一些研究人员在应用 Transformer 进行图像处理方面开展了研究，实现了比较好的效果。SETR 模型中提出只将 Transformer 用于语义分割，在编码每个阶段都使用了 Transformer 建立上下文信息依赖，改变了以往只能使用空洞卷积和注意力机制来增大感受野的限制，在 ADE20K 数据集上达到了当时最先进的性能。TransUNet 模型首次使用了结合 Transformer 和 CNN 的 U 型轻量级网络，进行腹部器官的分割。使用常规的 CNN 提取 Low-levelinformation，在 Encoder 阶段的最后，将卷积得到的特征图通过 Patch 的方式进行图像序列化，得到 Tokens，然后通过 Transformer 获取全局信息。

TransFuse 模型采用了 SwinTransformer 和 CNN 双分支结构来对特征进行编码，使得局部信息和全局依赖都能够被很好地捕捉到，并且它还提出了 Bifusion 模块来融合多尺度的特征。所得到的模型在 Polyp 数据集分割上达到了当时最先进的性能效果。DS-TransUNet 在 Patch 的划分方式上采用两种不同的大小尺度，使用双分支的 SwinTransformer 来提取不同尺度的特征表示，提出了 Transformer 融合策略 TIF 来融合两种不同尺度的结果，同时，它还在 Decoder 阶段也引入了 Swin Transformer 来建立上采样阶段的全局依赖。Medical Transformer 模型则采用 Gated Axial-Attention，提出将全局空间注意力分解到两个轴方向，大大减少了计算的参数量，同时提出 Local branch 和 Global branch 的方法，融合了全局和局部的分割结果。

## 5.2.5  迁移学习

迁移学习是一种将源领域的知识迁移到目标领域的技术方法，目标领域与源领域虽然不同但具有一定的相关性；利用迁移学习技术可以提高目标学习者在目标领域的学习性能，还可以减少目标领域对大量标记数据的依赖。根据源领域和目标领域之间的差异，迁移学习可以分为同质迁移学习和异质迁移学习。

同质迁移学习方法用于具有相同特征空间的源领域知识迁移到目标领域的问题。异质迁移学习用于具有不同特征空间的源领域知识迁移到目标领域的情况，一般来说异质迁移学习比同质迁移学习更复杂。

深度学习在应用中经常需要大量标记的训练数据，训练数据与测试数据具有相同的分布；但是在一些现实的应用场景中，收集足够的训练数据通常比较耗时耗力还需要很多资金的支持，特别是一些生物医学数据集，由于其稀缺性和隐私性无法获取足够多的医学数据一直是人工智能医疗领域的一个挑战。深度学习应用在这些场景中存在一定的局限性。而迁移学习可以减少深度学习网络训练时对目标领域的大量数据的依赖，利于深度学习技术更广泛地被应用到各个领域，因此迁移学习目前已成为深度学习应用中一个常用而有效的数据解决方法。

## 5.2.6  图卷积网络

深度学习中常用的神经网络模型主要有卷积神经网络（CNN）和循环神经网络（RNN），这两类神经网络在图像识别和序列数据处理等领域都取得了优异的效果，但是这些图像和序列数据都属于欧氏空间的数据，欧氏空间数据的特点是结构规则。现实中也有很多结构不规则的数据，最典型的就是图结构数据。一些学习任务需要处理蕴含大量元素间关系信息的图结构数据，如：社交网络的建模、交通流量的预测以及大分子化合物性质的筛选。图结构数据可以认为是一种无限维的数据结构，不具有平移不变性，因此经典的 CNN 和 RNN 网络是无法解决这种图结构数据的问题。而新近出现的图卷积网络（Graph Convolution Networks，GCN）可以很好地解决图结构数据的问题，对经典的深度学习网络是一种很好的补充。

图数据的结构包括一组节点（node）及反映节点连接关系的边权重（edge），如图 5-4 所示，该图结构中有 $N$ 个节点，每个节点都有一个长度为 $M$ 的特征向量，这些节点的特征向量组成一个 $N \times M$ 大小的特征矩阵，节点之间的边权重组成一个 $N \times N$ 大小的边权重矩阵，特征矩阵和边权重矩阵组成了 GCN 网络的输入。GCN 网络具有 CNN 中类似的卷积操作，但需要将卷积操作应用到非欧氏空间的图数据中，有两种应用方法：空间域和频谱域。空间域方法将卷积操作应用在每个节点的连接关系上，通过优化图结构和卷积核，促使节点保持一定的规则性以辅助卷积操作；而频谱域方法将图结构数据和卷积操作都转到频谱域上，在频谱域上进行图卷积操作。本章的工作采用的是基于频谱域方法构建的 GCN 网络。

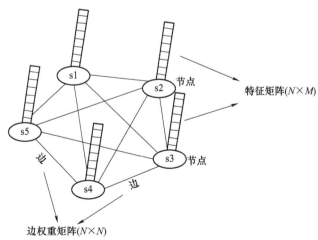

图 5-4  图结构的数据示意图

卷积操作和图结构数据主要被引入图傅里叶域（频谱域）中。图论中使用拉普拉斯矩阵作为图数据的数学表示形式，图数据上的傅里叶变换（图傅里叶变换）是指选取拉普拉斯矩阵的 $n$ 个线性无关的特征向量作为一组正交基，基于这一组正交基函数，可以将时域数据变换为图傅里叶域数据。因此图结构上的节点特征及边连接权重通过图傅里叶变换，可以将时域中的非欧氏数据转化为图傅里叶域中的规则数据。通过图傅里叶变换和逆变换，图结构上的任意向量都可以转化到傅里叶域中。

卷积定理是指函数卷积的傅里叶变换是函数傅里叶变换的乘积，利用卷积定理可将卷积操作从时域空间转化为频域中乘法，图傅里叶域中的卷积操作可以像 CNN 中的卷积操作那样提取图结构数据的特征。而后通过设计可优化的卷积核和图卷积层即可构建图卷积网络模型，如图 5-5 所示，图卷积网络（GCN）的输入是一个图结构，经过若干隐藏层（图卷积层），最后每个节点的特征向量从 $x$ 变成了 $z$，输出仍然是个图结构。基于参数优化机制的不同，针对图结构数据的神经网络主要有：谱卷积神经网络（Spectral CNN）[9]、ChebNet[10]、1stChebNet（GCN）[11]。其中，Spectral CNN 由于其计算复杂度大，计算成本高，难以应对大规模图数据或高维度图节点特征，没有得到广泛应用。Cheb Net 可显著降低卷积所需计算，计算复杂度低于 Spectral CNN；1stChebNet 是在 Cheb Net 基础上进一步简化提出的，1stChebNet 在 Cheb Net 的基础上进一步线性降低了计算量，能够适应大规模多节点的图结构数据以及高维节点特征向量数据。1stChebNet 是目前最常用的 GCN 模型。

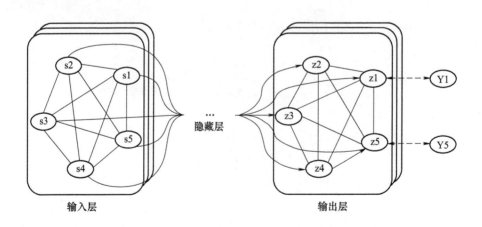

图 5-5　图卷积网络示意图

## 5.3　应用案例

### 5.3.1　基于脑结构磁共振成像的阿尔茨海默病分类研究

#### 1. 背景

阿尔茨海默病（AD）是一种不可逆的慢性神经退行性疾病，由德国精神病学家 Alois Alzheimer 首次发现并命名[12]。作为最常见的一种痴呆症，AD 由最初影响患者的短时记忆、思维以及行为能力，逐步恶化到严重扰乱患者及其家庭至无法正常生活，并最终可能导致患者死亡。然而，目前仍无可以治愈 AD 的有效疗法。据 2020 年的一项研究报告指出，我国 60 岁及以上人群中有 1507 万例痴呆患者，其中 AD 患者 983 万例，占比 65.23%[13]。与此同时，另一项研究表明，2015 年我国 AD 患者每年的治疗费用为 0.16 万亿美元，随着我国人口老龄化的趋势变得越来越明显，这一费用预计到 2050 年将达到 1.8 万亿美元[14]。轻度认知障碍（Mild Congnitive Impairment，MCI）常被认为是 AD 的早期阶段。有研究表明，近 20% 的 MCI 患者在未来 4 年内即有可能转化为 AD[15]，因此一般将 MCI 分为进行性 MCI（progressive MCI，pMCI）与稳定性 MCI（stable MCI，sMCI）。我国 60 岁以上人群的 MCI 患病率为 15.5%，患病人数达 3877 万例[16]。目前，虽然尚无有效方法阻止 MCI 的进一步发展，但已有一系列措施能延缓该进程。近年来对 MCI 的诊断主要是根据医生的临床经验以及心理认知评估结果，因此需要投入大量的人力物力，且易造成误诊漏诊。所以，能够尽早准确地实施干预才能实现有效减缓病情发展。

对 AD 早期的诊断来说，结构磁共振共振成像（sMRI）比认知损害评估更加有效。研究显示，患者在出现认知错误和记忆衰退前 10～15 年，大脑结构如颞叶、海马等已经发生不同程度的形变和萎缩[17]。由于 sMRI 影像可以无创地捕捉到这些解剖学信息，使其成为 AD 诊断中最常用的影像资料。

目前，sMRI 影像已被大量应用于基于机器学习的 AD 计算机辅助诊断。其中，传统机器学习算法与 sMRI 影像结合用于 AD 分类已较为成熟，通常首先需要对 sMRI 影像进行复杂的预处理才能提取到较为理想的特征用于分类。相比之下，深度学习在特征提取方面不仅无需相关医学专业知识辅助，还能自动学习高级特征，因此在近年来得到了更为广泛的应用。在各种深度学习方法中，卷积神经网络（CNN）及其变体如 AlexNet、ResNet、GoogleNet 等都在 AD 分类问题上表现出了非常优秀的性能。

因此，本节主要回顾了近 6 年基于 sMRI 影像实现 AD 辅助诊断的多种机器学习算法，并对现有研究中存在的不足和问题提出一些想法和建议，以期为今后该领域的研究提供参考。

**2. 应用**

按照尺度来分，现有基于 sMRI 的 AD 分类方法可以大致分为三种：基于脑区、基于体素和基于 patch。

基于脑区的方法需要以与 AD 相关的先验知识为依据，对 AD 敏感脑区进行预分割，再应用不同的方法从该脑区中提取特征并用于分类。但预分割需要经过复杂的预处理，且通常无法包含所有病变区域，因此有遗失重要特征的风险。

基于体素的方法有两种处理角度，一是利用大脑皮层厚度、脑组织的密度和体积变化来量化脑萎缩的程度。这种特征通常具有更高的维数和噪声，故需要通过平滑、下采样和特征选择等技术降低基于体素的特征维数，从而使分类器性能更强，常用于传统机器学习。二是直接从 sMRI 影像中提取特征，充分利用其全局性，不需要先验知识和复杂的预处理过程，常与深度学习算法相结合。由于病变区域在整个 sMRI 影像中占比极小，因此准确地提取与疾病相关的特征成为提高 AD 诊断准确率的关键。

然而，基于脑区和体素的方法均不能自动地从疾病相关区域提取特征，那么是否有一种方法可以在一定程度上解决该问题呢？基于 patch 的方法允许先从全脑 sMRI 影像中选择出与疾病相关的 patch，再从中提取特征用于分类。patch 尺寸以及位置的选择较为灵活，因此既可以提高分类准确率又可以避免复杂的预处理流程，但分类结果非常依赖 patch 的选取。

（1）CNN

CNN 作为深度学习中最有效的算法之一，可以利用图像特征和空间背景，通过邻域信息生成与特定任务和数据集相关的分层特征。近年来，各种以 2D 或 3D-CNN 为基础的网络架构在基于 sMRI 影像的 AD 诊断中表现良好，优于传统机器学习算法。由于大脑 sMRI 影像的数据维数非常高，训练出具有鲁棒性的 CNN 模型需要有强大的计算资源和庞大的数据集为依托。而相比计算机视觉，用于 AD 诊断的 sMRI 影像数据集通常较小，因此训练具有大量学习参数且具有高性能的 CNN 模型仍然是一个不小的挑战。

1）**基于脑区**：根据脑图谱将大脑 sMRI 影像划分为多个脑区，并提取脑区特征（如体积和形状）用于 AD 诊断是当前常用的方法之一。当数据集不充分时，使用基于脑区的方法可以有效缓解过拟合问题，提高分类性能。Wang 等人首先从 sMRI 影像中分割出海马并对其使用数据增强技术，再利用密集卷积神经网络（Dense CNN）模型完成正常被试（normal control，NC）和 AD 的分类[18]。同年该团队还利用 Laplace Beltrami 频谱获取左、右海马的整体形状特征，通过 DenseCNN 获取海马的视觉特征，再将海马的整体形状特征和视觉特征相结合进行分类[19]。结合 CNN 特征和形状特征比单独使用 CNN 特征分类器性能有明显提高，表明基于海马的整体形状特征与视觉特征可以实现信息互补见表 5-2。

表 5-2　CNN 应用在基于脑区的 AD 分类研究

| 文献 | 实验方法 | 分类结果 | | | |
|------|---------|---------|---------|---------|---------|
| | | 群组 | 准确率（%） | 敏感率（%） | 特质性（%） |
| [18] | DenseCNN | AD/NC | 89.80 | 86.60 | 85.20 |
| [19] | DenseCNN | AD/NC | 92.52 | 88.20 | 94.95 |
| [20] | 集成学习<br>+CNN | AD/NC | 88.60±3.10 | — | — |
| | | pMCI/NC | 88.10±2.60 | — | — |
| | | pMCI/sMCI | 71.30±8.10 | — | — |
| [21] | 注意力机制<br>+ResNet | AD/NC | 90.00 | 92.80 | 87.50 |
| | | AD/MCI | 82.50 | — | — |
| | | MCI/NC | 67.10 | — | — |

除了根据先验知识对某些关键脑区展开实验之外，潘丹等人将全脑脑区图像用于训练 3D-CNN 基分类器，经遗传算法筛选出最优基分类器集成[20]。该研究通过基分类器和脑区的对应关系，发现左前颞上沟、左海马旁回等具有显著分类能力的脑区，进一步地佐证了先验知识。

注意机制广泛应用于各种基于神经网络模型的任务中。其本质是一系列的注意力分布权重参数，可用于增强处理对象的重要信息，并抑制部分无关细节。由于 CNN 不能自适应地识别关键特征，Y Zhang 等人将注意力机制与脑灰质特征相结合，将冠状面的灰质切片作为输入，在 ResNet 框架上增加注意力机制，有效地增强了灰质特征信息，提高了 AD 诊断的准确率[21]。

2）**基于体素**：将 CNN 应用在体素尺度的 AD 分类时，不需要先验知识和复杂的预处理过程，即可构建分类器。输入的 sMRI 影像可以是 2D 或 3D 维度，其中 2D 切片又可细分为轴位面、冠状面和矢状面切片。2D 切片易于利用在计算机视觉相关 2D 数据集上训练的迁移学习模型。虽然降低了计算复杂度，但难免会损失立体空间信息。Dharwada 等人为解决此问题，提出一种多通道 CNN 集成的新方法，实现了从 2D 切片中获取 3D 信息[22]。该模型对 AD 与 NC 分类任务的准确率为 98.33%，优于目前大多数的分类方法。

直接以 3D 影像作为输入可保留更多的信息[23-27]，但需要较高的计算成本和特征维数。为避免手工提取特征的过程，Hazarika 等人将目前使用最频繁的深度学习模型应用于 AD 分类，对 LeNet、AlexNet、VGG、以及 DenseNet 等模型性能进行对比，结果表明大部分的模型平均性能表现均在 80% 以上，其中 DenseNet

的平均性能表现最好为 88.78%[28]。而将迁移学习[29]、Inception 模块[30]、设计降噪算法以减少 sMRI 影像边界噪声[31]等手段与 CNN 模型结合可以进一步提高分类器性能。

除此之外，现有研究也对 CNN 架构展开了各式各样的探索。Xia 等人将 3D-CNN 与 3D 卷积长短记忆（Convolutional Long Short-Term Memory，CLSTM）网络结合，构建了一个端到端的 AD 分类框架[32]。Zhao 等人则是将 3D MI-GAN 与多分类网络相结合搭建基于 3D-DenseNet 的预测框架。其中，MI-GAN 可以预测未来一段时间被试的全脑变化，并生成高质量的 3D-sMRI 影像，而多分类网络则用于估计被试的临床患病程度[33]。Han 等人构建了一个用于联合诊断和萎缩定位的多任务多层次特征对抗网络。主干应用轻量级 CNN 架构捕获 sMRI 影像的共同特征表示，分支利用全局子网获取全局判别信息，并设计多级特征对抗学习模块用于增强网络鲁棒性[34]。

体素尺度的研究同样可以和注意力机制结合，不遗漏信息的同时可以侧重于关键脑区，将不同层次的特征组合为更高级的特征[35-38]。例如，F Liu 等人构建了基于多重注意机制的深度 CNN 对 sMRI 影像进行循环卷积增强，突出原始图像的特征信息，提高预测精度和稳定性。并引入多注意机制对图像特征进行重新校准，通过自适应学习特征权重，以识别与疾病诊断特别相关的脑区[39]。Z Liu 等人提出了一种多尺度卷积神经网络（multi-scale CNN，MSCNN）来增强模型的特征表示能力。通过引入通道注意机制，改善通道间的相互依赖关系，实现自适应地重新校准通道方向特征响应[40]。CNN 应用在基于体素的 AD 分类研究见表 5-3。

表 5-3　CNN 应用在基于体素的 AD 分类研究

| 文献 | 实验方法 | 分类结果 | | |
|---|---|---|---|---|
| | | 群组 | 准确率（%） | 敏感率（%） | 特质性（%） |
| [22] | CNN | AD/NC | 98.33 | — | — |
| [23] | CNN | AD/NC/MCI | 99.00 | — | — |
| [24] | AlexNet | AD/NC/pMCI/sMCI | 95.00 | — | — |
| [25] | CNN | AD/NC/MCI | 99.89 | — | — |
| [26] | CNN | MCI/NC | 96.00 | — | — |
| [27] | DenseNet | AD/NC | 88.67 | | |
| | | AD/MCI | 88.67 | | |
| | | MCI/NC | 90.00 | | |
| [28] | AlexNet | AD/NC/pMCI/sMCI | 95.70 | | |

（续）

| 文献 | 实验方法 | 分类结果 | | | |
|------|----------|----------|------|------|------|
| | | 群组 | 准确率（%） | 敏感率（%） | 特质性（%） |
| [29] | CNN | AD/NC | 93.00 | 92.00 | 94.00 |
| | | pMCI/sMCI | 83.00 | 90.00 | 76.00 |
| [30] | Inception+CNN | AD/NC | 99.45 | — | — |
| [31] | 复杂 CNN | AD/NC | 95.00 | 96.00 | 93.00 |
| | | sMCI/pMCI | 78.00 | 79.00 | 87.00 |
| [32] | CNN+LSTM | AD/NC | 94.19 | 93.75 | 94.57 |
| | | MCI/NC | 79.01 | 82.35 | 75.49 |
| [33] | MI-GAN | AD/NC/MCI | 76.67 | — | — |
| | | pMCI/sMCI | 78.45 | — | — |
| [34] | MFAN | AD/NC | 91.30 | 87.20 | 94.60 |
| | | pMCI/sMCI | 80.20 | 74.50 | 82.10 |
| [35] | 注意力机制<br>+CNN | AD/NC | 97.35 | 97.40 | 99.70 |
| | | pMCI/NC | 87.82 | 87.56 | 88.84 |
| | | pMCI/sMCI | 78.79 | 75.16 | 82.42 |
| [36] | 注意力机制<br>+ResNet | AD/NC/MCI | 97.10±1.60 | — | — |
| [37] | 注意力机制<br>+CNN | AD/NC | 94.30 | — | — |
| | | AD/MCI | 92.92 | — | — |
| | | MCI/NC | 92.05 | — | — |
| [38] | 注意力机制<br>+CNN | AD/NC/MCI | 99.80 | 99.90 | 99.80 |
| [39] | MSCNN | AD/NC | 98.86 | 99.21 | 98.29 |
| | | AD/MCI | 95.37 | 97.19 | 93.95 |
| | | MCI/NC | 92.59 | 92.45 | 88.96 |
| [40] | DCGAN① | AD/NC | 90.36 | 91.43 | 86.49 |

① Deep Convolutional Generator Adversarial Networks，深卷积生成对抗网络。

3）**基于 patch**：值得注意的是，患者在 AD 早期局部脑区会发生极细微的结构变化。但基于 sMRI 影像在体素或脑区水平定义的特征可能均无法实现有效表征，因此介于两者之间的尺度水平得到越来越多的关注。基于 patch 尺度能够提高分类性能的关键在于增强对具有鉴别性特征的识别，包括局部区域内信息丰富的微观结构和全局图像中相对重要的区域。现有基于 patch 的方法常通过解剖标识探测器或统计学方法进行定位。M Liu 等人构建了一种基于解剖标志的深度特征学习（landmark based deep feature learning，LDFL）框架，通过使用解剖标识探测器对比 AD 与 NC 来识别具有鉴别性的解剖标志，而后使用 CNN 学习每个标志的 patch 级特征表示，避免了预定义脑区以及耗时的预处理过程[41]。次年，该团队又提出一个深度多实例学习（Landmark-Based Deep Multi-Instance Learning，LDMIL）框架用于捕捉由解剖标志定位的 patch 局部信息，以及从所有检测到的标志获得的全局信息[42]。LDMIL 端到端学习框架通过学习 sMRI 影像局部和全局特征信息，并克服特征提取与分类器之间的异质性，使得分类性能进一步提升。Ashtari-Majlan 等人使用多元统计检验（Hotelling's T2）比较 AD 与 NC 的 sMRI 影像得到显著差异的解剖学位置标志，进而使用这些标志提取 patch，并输入到多流 CNN 中完成分类[43]。

也有研究将 patch 级特征与注意力机制结合，Z Zhang 等人提出了一种任务驱动的分层注意力网络（task-driven hierarchical attention network，THAN），由信息子网络和层次注意子网络组成[44]。信息子网络利用注意力机制自动突出疾病相关区域，层次子网络基于信息图提取 AD 诊断相关特征。Zhu 等人设计了一种双注意多实例深度学习网络（dual attention multi-instance deep learning network，DA-MIDL），实现了多个被赋予不同权重的局部 patch 级特征组成全局特征的目标，同时利用了基于 patch 的神经网络和注意力机制的优势[45]。

还有一些研究依靠领域知识和专家经验，通过预先确定 sMRI 影像中的信息区域（如海马）来构建诊断模型，即脑萎缩的定位鉴别阶段在方法上独立于特征提取阶段和分类器构建阶段。M Liu 的团队提出一种基于 CNN 的多模型深度学习框架。首先通过构建多任务深度 CNN 模型，利用 sMRI 数据联合学习海马分割和疾病分类，构建一个 3D 密集连接卷积网络（densely connected convolutional networks，DenseNet）学习海马分割结果中提取出的 patch 特征[46]。为缓解样本数量稀缺的问题，Ahmed 等人首先在海马周围分别生成轴位面、冠状面和矢状面视图的 patch，再输入到简单 CNN 中对 AD 进行分类[47]。次年又将杏仁核和岛叶也进行类似处理，并新增灰质特征输入 CNN 进行训练[48]。Li 等人则将海马及其周边结构首先分解为只包含海马的内部 patch 和不包含海马、只包含周边结构的外部 patch，并在此基础上构建 DenseNet 用以学习海马的体积和形状特征，最后基于循环神经网络（recurrent neural network，RNN）将两种特征结合并从中学习高级特征用于 AD 诊断[49]。

表 5-4　CNN 应用在基于 patch 的 AD 分类研究

| 文献 | 实验方法 | 分类结果 | | | |
|---|---|---|---|---|---|
| | | 群组 | 准确率（%） | 敏感率（%） | 特质性（%） |
| [41] | LDFL | AD/NC | 90.56 | 87.42 | 93.03 |
| [42] | LDMIL | AD/NC | 92.02±0.93 | 90.76±2.72 | 92.40±1.10 |
| | | pMCI/sMCI | 76.90 | 42.11 | 82.43 |
| [43] | 多流 CNN | AD/NC | 97.78 | 95.59 | 99.82 |
| | | pMCI/sMCI | 79.90 | 75.55 | 99.70 |
| [44] | THAN | AD/NC | 92.00 | 90.3 | 93.10 |
| | | AD/MCI | 80.70 | 79.90 | 81.00 |
| | | MCI/NC | 80.10 | 78.20 | 80.30 |
| | | AD/MCI/NC | 62.90 | 64.50 | 81.80 |
| [45] | DA-MIDL | AD/NC | 92.40 | 91.00 | 93.80 |
| | | pMCI/NC | 89.50 | 82.40 | 92.50 |
| | | sMCI/NC | 82.50 | 80.40 | 83.80 |
| | | pMCI/sMCI | 80.20 | 77.10 | 82.60 |
| [46] | DenseNet | AD/NC | 88.90 | 86.60 | 90.80 |
| | | MCI/NC | 76.20 | 79.50 | 69.80 |
| [47] | CNN | AD/NC | 85.23±4.83 | — | — |
| [48] | 集成学习 +CNN | AD/NC | 94.04 | — | — |
| | | AD/pMCI | 90.73 | — | — |
| | | AD/sMCI | 88.74 | — | — |
| | | sMCI/NC | 82.12 | — | — |
| | | pMCI/NC | 56.29 | — | — |
| | | pMCI/sMCI | 74.51 | — | — |
| [49] | DenseNet | AD/NC | 89.10 | 84.60 | 93.10 |
| | | MCI/NC | 75.00 | 81.90 | 62.20 |
| | | pMCI/sMCI | 72.50 | 61.00 | 82.50 |

（2）Transformer

目前在医学成像领域，将 CNN 与注意力结合分为两种方式，其一是将两者结合，在原有的 CNN 上增加注意力块；其二是将 CNN 中的卷积块替换为注意力块，这两种方式都保持了 CNN 的整体网络结构不变。由于近两年自然语言处理基于 Transformer 取得了相当不错的成果，2020 年有研究试图将 Transformer 应用于计算机视觉领域，提出 Vision Transformer。经过实验对比，使用大规模数据集预训练后将其迁移到中小型数据集，ViT 表现优于最先进的 CNN[50]。也因此，将 ViT 及其变体 Swin Transformer[51]用于基于 MRI 的 AD 分类也成为近两年新的研究方向。

基于 ViT 的多头自注意力机制可以有效捕捉大脑远端区域之间的依赖关系这一优势，研究人员将 CNN 与 ViT 相结合，利用卷积层提取的特征图作为 ViT 的输入[52]。由于 MRI 与自然图像都具有纹理、边缘、形状等基本特征，因此可以通过使用 ImageNet[53]做预训练，联合迁移学习解决脑成像数据不足的问题[54]。与仅使用 MRI 作为数据源相比，充足的训练数据使得 ViT 及迁移学习的优势得到充分发挥[55]。Kushol 等人对 ViT 进行改进，联合学习 MRI 的空间域和频域特征，但由于 Transformer 对于输入序列的长度存在限制，仅选用部分 2D 冠状切片作为输入，关键信息可能存在遗漏[56]。因此，Jang 等人结合 3D、2D CNN 和 Transformer 对 AD 进行分类。将 3D CNN 提取到的 3D MRI 特征，作为预训练好的 2D CNN 的输入，利用 CNN 的归纳偏置有效提取局部异常信息。而后利用 Transformer 捕捉大脑远端区域可能存在的依赖关系，实现准确分类[57]。

表 5-5　Transformer 应用在 AD 的分类研究

| 文献 | 实验方法 | 分类结果 | | | |
|------|----------|------|------|------|------|
| | | 群组 | 准确率（%） | 敏感率（%） | 特质性（%） |
| ［52］ | ResNet+ViT | AD/NC | 92. 26 | 88. 98 | 94. 04 |
| ［54］ | CNN+ViT | AD/NC | 96. 80 | — | — |
| ［55］ | CNN+Transformer | AD/MCI/NC | 83. 47±0. 72 | — | — |
| ［56］ | CNN+ViT | AD/NC | 88. 20 | 95. 60 | 77. 40 |
| ［57］ | CNN+ViT | AD/NC | 90. 58 | — | — |

（3）传统机器学习算法

用于传统机器学习方法的分类特征需要单独从数据集中提取，再输入到如支持向量机（SVM）、随机森林（RF）、K-近邻（K-Nearest Neighbor，KNN）、决策树（DT）等分类器及其变体。体素级脑部形态分析通常面临高维特征的挑战，常通过手工筛选[58,59]和降维算法[60]解决由高维体素级特征表示引起的潜在过拟合问题，而后对分类器做进一步的改进以提高分类性能[61]。Q Zhang 等人探讨了分类特征和实验算法对分类性能的影响[62]，实验结果表明 AD/NC 分类问题的准确率在不同分类器中表现稳定，最高准确率为 98.1%；具有多项式核的 SVM 分类器算法和 KNN 分类器算法表现出相对稳定和较高的分类精度，而 DT 分类器算法表现出相对不稳定和较低的分类准确率。见表 5-6，该研究与 Khan 所提出方法[63]的准确率均高于表中其余方法 5% ~ 10%，叫能是由于样本数量过少导致。除此之外，也有研究尝试利用频域信息提取特征对 AD 进行分类，虽然实验结果证明了其可行性[64]，但该类研究的关注度仍然较低。

近年来，由于深度学习在医学图像领域的突出贡献，将 CNN 与传统机器学习方法混合使用也是一种研究方向。例如，Suh 等人使用 CNN 模型分割 sMRI 影像并将分割结果输入 XGBoost[65]；Sharma 等人提出一种用于从 sMRI 矢状面切片中提取 AD 诊断特征的深度残差网络，利用基于模糊超平面的最小二乘孪生支持向量机（fuzzy-hyperplane least-squares twin SVM，FLS-TWSVM）进行分类[66]。

表 5-6　传统机器学习应用在 AD 分类研究

| 文献 | 实验方法 | 分类结果 | | | | |
|---|---|---|---|---|---|---|
| | | 群组 | 准确率（%） | 敏感率（%） | 敏感性（%） | 曲线下面积 |
| [58] | SVM | AD/NC | 93.57 | 95.83 | 91.87 | — |
| | | AD/MCI | 82.73 | 84.65 | 80.80 | — |
| | | MCI/HC | 83.13 | 87.79 | 76.60 | — |
| | | pMCI/sMCI | 77.29 | 80.36 | 74.20 | — |
| [59] | SVM | AD/MCI/NC | 82.43 | — | — | — |
| | KNN | AD/MCI/NC | 83.78 | — | — | — |
| | 集成学习 | AD/MCI/NC | 87.84 | — | — | — |
| [60] | SVM | AD/NC | 94.10 | — | — | 93.60 |
| [61] | KNN | AD/NC/MCI | 90.90 | — | — | — |
| [62] | SVM | AD/NC | 98.09 | — | — | — |
| | | AD/pMCI | 93.75 | — | — | — |
| | | AD/sMCI | 92.89 | — | — | — |
| | | pMCI/NC | 96.09 | — | — | — |
| | | sMCI/NC | 94.55 | — | — | — |
| | | pMCI/sMCI | 94.78 | — | — | — |
| [63] | LSTSVM | AD/NC | 100 | — | — | — |
| | | AD/MCI | 100 | — | — | — |
| | | MCI/NC | 100 | — | — | — |
| [64] | SVM | AD/NC | 94.21 | 96.58 | 92.44 | — |
| | | AD/MCI | 90.03 | 91.00 | 89.50 | — |
| | | MCI/NC | 84.64 | 89.71 | 77.45 | — |
| | | pMCI/sMCI | 79.42 | 82.30 | 76.55 | — |

（续）

| 文献 | 实验方法 | 分类结果 | | | | |
|------|---------|---------|------|------|------|------|
| | | 群组 | 准确率（%） | 敏感率（%） | 敏感性（%） | 曲线下面积 |
| [65] | XGBoost | AD/NC | — | — | — | 98.20 |
| | | AD/MCI | — | — | — | 80.30 |
| | | MCI/NC | — | — | — | 87.00 |
| [66] | FLS-TWSVM | AD/NC | 97.15 | 98.57 | 95.82 | — |
| | | MCI/NC | 97.29 | 95.28 | 99.31 | — |
| | | AD/MCI | 95.00 | 95.76 | 94.26 | — |

### 3. 分析

研究表明，近些年 AD 分类的研究重心逐渐由传统机器学习转移为深度学习或与深度学习相结合。而深度学习取得的优异成果，一方面得益于深度学习方法对特征提取的优化，可以分层提取判别特征表示，并自然地结合不同层次的特征；另一方面是手工提取的特征与分类器的关系更为独立，因此存在潜在的异质性，可能导致诊断性能不佳。

但深度学习在 sMRI 影像的应用也不是一帆风顺的，其中最主要的问题之一便是数据短缺。数据短缺有两个因素，其一是缺乏标记数据，由经验丰富的医生进行标记的成本很高；其二是患者信息的伦理问题和安全因素，使得医学影像的跨机构使用受到极大限制。而在数据缺乏、且 CNN 计算成本又高的情况下，可能会出现严重的过拟合问题。为了克服这些问题从而发挥出深度学习的优势，常常使用数据扩充的方法来克服样本间的不平衡性以及或通过迁移学习对网络架构进行微调。其中，数据扩充即通过对数据进行如平移、旋转、缩放等的简单变换来增加数据。在迁移学习中，则是先使用大量的易获取训练数据进行模型训练与改进，而后再利用目标数据对模型进行二次训练，最后才应用于测试数据。使用迁移学习对模型微调通常比训练一个随机初始化权值的网络要更快更容易，使得仅用较少数据开发出较高性能的模型成为可能。

除了上述问题之外，当前基于深度学习和 sMRI 影像的 AD 分类研究还可在以下 3 方面进行考虑：

1）多尺度、多维度的特征融合。目前大部分研究都是基于单一尺度的，但其特征不足以表征受试整体的 sMRI 影像信息。研究表明，局部细微结构特征可以与全局整体特征相互补充；频域特征和空间域特征能够相互补充；低层级的形态特征与高层级的语义特征也可实现互相补充。因此，多尺度、多维度的特征相结合更能充分表征受试的信息。

2）克服定位辨别性脑区、特征提取以及分类器构建之间可能存在的异质性。现有基于 patch 的方法部分是以数据驱动或是经验预先定义的，以这种方式提取的特征通常独立于之后分类器的学习过程。由于特征和分类器可能存在异质性，预定义的特征可能导致脑疾病诊断的学习性能次优。因此，将特征学习和分类器训练有效结合，有可能实现进一步的结果优化。

3）考虑受试个体间共性的同时也要考虑特异性。现有的研究方法将所有受试者的 AD 敏感区域限制在完全相同的位置，忽略了不同受试者在疾病进展过程中的个体差异。这也是现有研究出现瓶颈的原因之一。

现有 CNN 应用于 AD 分类的研究主要分为两个方向，一是 sMRI 影像经由复杂预处理，减少无关信息的干扰；二是不进行或只进行简单预处理，设计端到端结构，尽可能地平衡临床实用性、可解释性和分类性能。这两类方向在分类性能上区别不大，AD/NC 分类的准确率均保持在 90% 以上，而由于 sMCI 与 pMCI 群组之间的差异较小，只有较少研究能突破 85% 的准确率，其中部分研究的分类准确率高达 95% 以上，可能是由于样本数量不足和样本不平衡引起的过拟合。

目前各种 CNN 模型在 AD 研究中各展所长，通过对经典 CNN 结构进行改进和优化可以达到提高分类准确率的目的。但当前的研究并没有针对网络结构如何改进的具体方向，正处于全方位探索阶段。

## 5.3.2 基于脑弥散磁共振成像的阿尔茨海默病分类研究

### 1. 引言

DTI 是一种非侵入性 MRI 技术，可以捕捉到脑内水分子沿轴突的各向异性扩散程度，由此判断出不同神经系统疾病状况下的异常扩散模式，并提供与神经病理机制有关的白质纤维束完整性的信息[67]。健康的脑内白质中水分子的扩散呈现高度各向异性，即只有沿轴突的限制较少，而在灰质和脑脊液中的水分子扩散均无此现象。基于这一发现，白质中的水分子扩散过程可由一个椭球建模，其中三个主轴的长度分别反映出沿每个方向的扩散趋势[68]。目前，DTI 是唯一能够描述白质纤维路径的神经成像技术，对纤维束中的微观白质损伤非常敏感。因此，DTI 常用于识别 sMRI 无法检测到的解剖连接受损迹象。

表征白质完整性最常用的两个特征是分数各向异性（Fractional Anisotropy，FA）和平均扩散率（Mean Diffusivity，MD）。FA 提供了有关白质中纤维密度、轴突直径和髓鞘形成等信息，其值降低表明纤维束完整性丧失，即白质损伤[69]。MD 测量水分子自由扩散在非共线方向上的平均扩散率，其值升高表示自由水分子扩散增加，意味着各向异性受损。最近，一些文献中还报道了其他特征，包括能够反映轴突受损的轴向扩散率（Axial Diffusivity，AD）、用于表征垂直于轴方向水分子扩散程度的径向扩散率（Radial Diffusivity，RD）以及表示沿纤维束方向扩散速率的纵向扩散率（Longitudinal Diffusivity，LD）[70]。

近年来，随着机器学习技术的迅猛发展，通过与多种神经影像结合即可实现较高准确率的 AD 患者识别，其中不乏利用 DTI 影像实现 AD 和健康对照组（Normal Control，NC）的分类研究。目前，基于 DTI 影像的 AD 分类方法常见于支持向量机（SVM）和卷积神经网络（CNN）。通过关键字"AD"+"分类"+"DTI"，本节从能够搜索到的第一篇基于 DTI 影像的 AD 分类研究开始（2006 年），结合多种机器学习算法，从单模态和多模态两个角度进行分析与总结，并提出现阶段研究可能存在的不足之处，希望能够对未来 DTI 影像在 AD 的分类研究方面有所帮助。

**2. 基于 DTI 单模态的 AD 分类研究**

在基于 DTI 单模态的 AD 分类研究中，本节分别从体素、脑区和网络三个角度按时间顺序进行总结。

（1）基于体素

基于体素的分析首先会从全脑中筛选出最具 AD 代表性的体素并计算其 FA 和 MD 等 DTI 参数值，然后通过不同的分类器进行分类，研究结果如表 5-7 所示，其中 ACC 为准确率（accuracy）、SEN 为敏感度（sensitivity）、SPE 为特异性（specialty），表中文献后带 * 号的表示只列出了该文献准确率最高的一组或几组实验结果。

最早基于体素的 AD 分类研究可以追溯到 2011 年，其研究方案较为简单，通过计算与被试类别 Pearson 相关系数较高的体素的 FA 和 MD 值作为 SVM 分类器的输入即可[71]。时隔四年，Demirhan 等人在特征选择方法上做出改进[72]。首先通过 ReliefF 特征选择算法筛选出最具 AD 识别力的体素，其中 ReliefF 算法能够根据各个特征和类别的相关性赋予特征不一样的权重，权重小于某个阈值的特征将被移除。然后再计算其 FA 和 MD 值用于 SVM 分类。此外，MCI 群组也被纳入该研究，结果表明 MCI 识别率显著低于 AD。2016 年，Maggipinto 等人通过随机森林算法证实使用非嵌套特征选择方法（即循环分析）会导致明显的 AD 分类准确率虚高[73]。最近在 2021 年，Lella 等人再次基于体素进行 AD 分类研究。首先通过基于白质骨架的弥散统计分析方法（Tract-Based Spatial Statistics，TBSS）提取每个体素对应的 FA、MD、RD 和 LD 值，然后将这些数值以单一或组合的方式输入多个分类器（SVM、RF、多层感知器），用于验证平衡数据（43 个 NC 和 43 个 AD）和不平衡数据（49 个 NC 和 43 个 AD）两种数据集的分类表现[74]。结果表明使用平衡数据的分类效果有明显提升，并且使用组合特征也可显著改善分类结果。表 5-7 为基于 DTI 单模态影像在体素尺度的 AD 分类研究。

表 5-7　基于 DTI 单模态影像在体素尺度的 AD 分类研究

| 文献 | 实验被试 | 分类器 | 分类结果 | | | | |
|------|----------|--------|----------|----------|--------|--------|--------|
| | | | 群组 | 特征/特征选择方法 | ACC(%) | SEN(%) | SPE(%) |
| [71]* | 25 NC<br>20 AD | SVM | AD/NC | FA、MD（Pearson） | 100.0 | 100.0 | 100.0 |
| [72]* | 70NC<br>114 MCI<br>43 AD | SVM | AD/NC | FA、MD（全部白质体素） | 80.80 | — | — |
| | | | | FA、MD（ReliefF 筛选体素） | 87.80 | — | — |
| [73] | 90NC<br>90MCI<br>89 AD | RF | AD/NC | FA（非嵌套） | 87.00 | — | — |
| | | | | FA（嵌套） | 75.00 | — | — |
| | | | | MD（非嵌套） | 83.00 | — | — |
| | | | | MD（嵌套） | 76.00 | — | — |
| [74]* | 43/49 NC<br>43 AD | SVM | AD/NC | 不平衡数据 | 81.40 | 81.00 | 82.20 |
| | | | | 平衡数据 | 87.40 | 89.90 | 86.30 |

（2）基于脑区分析

基于脑区进行 AD 分类一直是研究的热点。该类研究通常先利用各种脑图谱提取 AD 敏感脑区的白质特征，然后搭配不同分类器完成分类。准确率见表 5-8。

表 5-8　基于 DTI 单模态影像在脑区尺度的 AD 分类研究

| 文献 | 实验被试 | 分类器 | 分类结果 | | | | |
|------|----------|--------|----------|----------|--------|--------|--------|
| | | | 群组 | 特征/特征选择方法 | ACC(%) | SEN(%) | SPE(%) |
| [76] | 58 NC<br>34 AD | AdaBoost | AD/NC | FA、MD（遗传算法） | 84.50 | 80.20 | 85.20 |
| | | | | FA、MD（所有脑区） | 75.30 | 71.00 | 76.70 |
| [77]* | 27 NC<br>29 AD | SVM | AD/NC | Diff-DKI RFE | 92.45 | 100 | 86.67 |
| | | | | Diff-DTI RFE | 81.13 | 72.97 | 100.0 |
| | | | | Kur-DKI RFE | 86.79 | 83.33 | 91.30 |
| | | | | All-DKI RFE | 96.23 | 100 | 92.86 |
| [78]* | 31 NC<br>30 MCI<br>35 AD | SVM | AD/NC | MD-SIFT | 98.30 | 97.00 | 100.0 |
| | | | | MD-SURF | 74.30 | 100.0 | 55.00 |
| | | | | FA-SIFT | 95.50 | 98.00 | 95.00 |
| | | | | FA-SURF | 62.00 | 92.00 | 20.00 |

（续）

| 文献 | 实验被试 | 分类器 | 分类结果 | | | | |
|---|---|---|---|---|---|---|---|
| | | | 群组 | 特征/特征选择方法 | ACC(%) | SEN(%) | SPE(%) |
| [79]* | 51 NC<br>75 EMCI<br>39 LMCI<br>48 AD | SVM | AD/NC<br>EMCI/NC<br>LMCI/NC<br>LMCI/EMCI<br>AD/EMCI<br>AD/LMCI | RFE 筛选 LDHs、LDHk | 89.90<br>88.10<br>100.0<br>92.98<br>84.55<br>97.70 | —<br>—<br>—<br>—<br>—<br>— | —<br>—<br>—<br>—<br>—<br>— |
| [80]* | 82NC<br>71 MCI<br>89 AD | SVM | AD/NC<br>MCI/NC<br>AD/MCI | 纤维束 FA、MD、<br>DA、RD | 82.56<br>52.05<br>82.28 | 85.11<br>24.71<br>83.33 | 79.49<br>74.62<br>81.08 |
| [81]* | 15 NC<br>15 MCI<br>15 AD | SVM | AD/NC | 全脑 FA | 80.00 | — | — |
| | | | | 海马、扣带回 FA | 87.00 | — | — |
| | | | | 海马旁回 FA | 83.00 | — | — |

　　早于体素级的研究，Haller 等人在 2010 年就通过计算 AD 敏感脑区的 DTI 参数用于 SVM 实现 AD 分类，并在该研究中纳入类别更为细致的群组：早期（early MCI，EMCI）和晚期轻度认知障碍（later MCI，LMCI）[75]。2013 年，Patil 等人通过 JHU 图谱提取出 AD 敏感的 50 个脑区并计算出其 FA 和 MD 值，再使用遗传算法进行特征排序，筛选出排名前十的脑区特征，最后通过 AdaBoost 算法完成分类，结果证明了特征选择的重要性[76]。4 年后，Chen 等人通过手动定义 23 个脑区选择出了四个数据集：Diff-DKI（扩散峰度成像（diffusion kurtosis imaging，DKI）的扩散指数）、Diff-DTI（DTI 的扩散指数）、Kur DKI（DKI 的峰度指数）、All-DKI（DKI 的所有指数）并比较了两种特征提取的方法：一是 SVM-递归特征消除（recursive feature elimination，RFE），根据每个特征对分类的贡献对特征进行排序；二是 CORR-MMSE，根据每个特征与简易智力状态检查量表（mini-mental state examination，MMSE）得分之间的 Pearson 相关系数的绝对值对特征进行排序，最后通过多变量 SVM 对 NC 和 AD 进行分类，发现 SVM-RFE 法更优[77]。2018 年，Eldeeb 等人根据 k-means 聚类算法和脑区的 FA 和 MD 图像构建"词袋"（bag of word，BOW）模型，其中 $k$ 值根据加速稳健特征（speeded up robust features，SURF）和尺度不变特征转换（scale-invariant feature transform，SIFT）两种方式确定为 64 和 128。然后根据 BOW 将 FA、MD 图像组成特征向量

输入 SVM 中进行分类[78]。同年，Zhang 等人提出一个新的参数：局部扩散均匀性（local diffusion homogeneity，LDH），该度量使用 Spearman 秩相关系数（LDHs）和 Kendel 系数一致性（LDHk）来量化扩散率序列的整体一致性，并通过 RFE 完成特征选择，最后分别使用 SVM 和逻辑回归（logistic regression，LR）进行 AD 四群组分类（即 NC、EMCI、LMCI、AD）[79]。在近 3 年的研究中，Dou 等人使用自动纤维定量的方法识别并筛选出 18 个与 AD 病程进展相关的主要纤维束，并计算出每个纤维束等距点中的 FA、MD、DA、RD 值用来解决 AD 三群组分类问题。最后比较了 SVM，线性判别分析（Linear Discriminant Analysis，LDA）和极端梯度提升三种分类器，其中使用 SVM 的性能最好[80]。此外，还可直接选取 AD 敏感脑区并计算其 FA 值，然后使用 Fisher score 完成特征选择，基于全脑和 AD 敏感脑区完成 SVM 分类[81]。

（3）基于网络分析

白质不同于灰质的重要一点是白质纤维束可以直接抽象为个体结构脑网络，不需要通过复杂的相关性计算。因此，基于网络的分析也是基于 DTI 研究的主流方向之一，常通过对白质纤维束进行聚类形成网络模型，然后将结构连通图或者基于图论计算其网络属性作为特征用于分类，准确率见表 5-9。

**表 5-9　基于 DTI 单模态影像在网络角度的 AD 分类研究**

| 文献 | 实验被试 | 分类器 | 分类结果 | | | | |
|---|---|---|---|---|---|---|---|
| | | | 群组 | 特征/特征选择方法 | ACC（%） | SEN（%） | SPE（%） |
| [82]* | 21 NC<br>23 MCI<br>17 AD | SVM | AD/NC | 纤维密度 | 100.0 | 94.74 | 100.0 |
| | | | | FA | 92.11 | 94.74 | 100.0 |
| | | | | MD | 100.0 | 94.74 | 89.47 |
| [83] | 50 NC<br>113 MCI<br>37 AD | SVM | AD/NC | FA（显著 MDP 点） | 84.90 | 84.40 | 85.70 |
| | | | | MD（显著 MDP 点） | 77.80 | 78.20 | 77.30 |
| | | | | FA（全部 MDP 点） | 74.50 | 75.00 | 73.90 |
| | | | | MD（全部 MDP 点） | 80.60 | 79.20 | 82.40 |
| | | | MCI/NC | MD（显著 MDP 点） | 79.00 | 76.90 | 81.50 |
| | | | | MD（全部 MDP 点） | 68.30 | 69.80 | 66.40 |
| [84]* | 50 NC<br>74 EMCI<br>38 LMCI<br>38 AD | SVM | AD/NC | FI<N> + FL<N> | 78.20 | — | — |
| | | | EMCI/NC | FI<N> + FI<M> | 59.20 | — | — |
| | | | LMCI/NC | FL<N> | 62.80 | — | — |
| | | | EMCI/LMCI | FI<N>+ FL<N> | 63.40 | — | — |

（续）

| 文献 | 实验被试 | 分类器 | 分类结果 | | | | |
|---|---|---|---|---|---|---|---|
| | | | 群组 | 特征/特征选择方法 | ACC(%) | SEN(%) | SPE(%) |
| [85]* | 15 NC<br>15 MCI<br>15 AD | 投票 | AD/NC | 未使用特征选择 | 73.30 | — | — |
| | | | | 使用特征选择 | 80.00 | — | — |
| | | | MCI/NC | 未使用特征选择 | 50.00 | — | — |
| | | | | 使用特征选择 | 70.00 | — | — |
| | | | AD/MCI | 未使用特征选择 | 73.30 | — | — |
| | | | | 使用特征选择 | 80.00 | — | — |
| [86] | 46 NC<br>127 EMCI<br>48 LMCI<br>40 AD | PLS | LMCI/NC | 全脑 | 78.30 | 57.70 | 85.00 |
| | | | | MDMR | 86.20 | 71.30 | 79.30 |
| | | | AD/NC | 全脑 | 78.50 | 71.90 | 70.10 |
| | | | | MDMR | 81.70 | 67.00 | 76.20 |
| [87] | 12 NC<br>12 EMCI<br>12 LMCI<br>12 AD | GCNN<br>SVM | AD/LMCI/<br>EMCI/NC | 结构连通图（GCNN） | 89.00 | — | — |
| | | | | 网络拓扑特征（SVM） | 65.00 | — | — |

最早在 2012 年，Shao 等人就发现可以将每个脑区视为一个网络节点，再通过弥散纤维束造影术，即可构建个体结构脑网络，并对每个连接提取出三个属性：纤维密度、FA 和 MD 用于分类[82]。时隔三年，Nir 等人采用最大密度路径（Maximum Density Paths，MDP）实现全脑束成像并以此构建网络，最后通过计算网络最短路径的 FA 和 MD 值用于分类。为了区分 NC 和 AD，该研究沿所有平均 MDP 点（1080 个点）计算 FA 和 MD 值，并进一步测试显著 FA 点子集（214 个点）和显著 MD 点子集（641 个点）；为了区分 NC 和 MCI，使用沿所有 MDP 点（1080 个点）的全部 MD 值，以及显著 MD 点子集（12 个点）[83]。同年，Prasad 等人使用纤维连接和流连接方法构建连接矩阵，并计算各种广泛使用的网络度量（如参与度、局部效率和特征向量中心度等）用于 SVM 分类，在每个分类中使用了 9 种不同的特征集：纤维连通矩阵（Fiber Connectivity Matrix，FI<M>）、流动连通矩阵（Flow Connectivity Matrix、FL<M>）、纤维网络测度（Fiber Network Measures，FI<N>）、流动网络测度（flow network measures，FL<N>）以及多种组合形式[84]。2017 年，Ebadi 等人从体素入手，先计算出基于体素的 FA 图，再利用 Brodmann 脑图谱生成脑区尺度下的脑网络，根据多种分类器的输出结果采取投票的方式进行最终分类，除 SVM、RF 和 LR 外，还有朴素贝叶斯（Naive Bayes，NB）和 k 最近邻（KNN）[85]。最近的相关研究发表于 2019

年，Ye 等人利用多元距离矩阵回归算法（Multivariate Distance Matrix Regression，MDMR）分析观察到 13 个脑区的连接模式出现显著变化，同时使用概率纤维跟踪算法得到每个体素的弥散张量模型并构建网络，最后通过偏最小二乘回归分析（Partial Least Squares Regression，PLS）进行分类[86]。同年 Song 等人在脑区的基础上通过纤维束描记术生成纤维图，从而生成邻接矩阵，并将该矩阵输入图卷积神经网络（Graph Convolutional Neural Network，GCNN）实现 AD 的四分类，同时将节点度和聚类系数输入 SVM 分类器中与 GCNN 进行性能比较，结果显示 GCNN 的性能要优于 SVM[87]。

（4）混合型

混合型指的是在体素、脑区和网络中采用至少两个角度用于 AD 的分类研究，准确率见表 5-10。2017 年，Schouten 等人测量了三种不同特征单独以及融合用于 SVM 分类，其中三种特征是：

1）通过 TBSS 提取基于体素的白质测度（FA、MD、RD 和 DA）；

2）使用独立成分分析法（ICA）单独聚类体素测量值（FA、MD、RD 和 DA）；

3）用概率示踪法构建网络得到连通图并提取网络属性，其中使用 ICA 能够减少冗余特征，所以通过 ICA 提取的 FA 参数能够得到最好的结果[88]。

2020 年 Dalboni da Rocha 等人分别从三个角度着手：基于体素的 FA 和 MD 图像、白质纤维束连接和网络属性，所有特征均通过 Fisher score 进行特征选择，之后单独以及融合通过 SVM 进行分类，结果表明在 NC 与 AD 的分类中使用融合特征准确率有明显提高，而在 NC 与 MCI 和 MCI 与 AD 的分类与使用网络属性相比准确率提高不明显[89]。

**表 5-10　基于 DTI 单模态影像在多角度的 AD 分类研究**

| 文献 | 实验被试 | 分类器 | 分类结果 | | | | |
|------|---------|--------|------|------|--------|--------|--------|
| | | | 群组 | 特征/特征选择方法 | ACC（%） | SEN（%） | SPE（%） |
| [88]* | 173 NC<br>77 AD | SVM | AD/NC | RD-TBSS | 84.80 | 79.10 | 87.30 |
| | | | | FA-ICA | 85.10 | 86.80 | 84.40 |
| | | | | 连通图 | 85.00 | 80.30 | 87.10 |
| | | | | 联合参数 | 80.80 | 37.00 | 77.40 |
| [89]* | 15 NC<br>15 MCI<br>15 AD | SVM | AD/NC | 体素 FA、MD | 80.00 | — | — |
| | | | | 网络连接 | 83.00 | — | — |
| | | | | 网络属性 | 80.00 | — | — |
| | | | | 融合参数 | 90.00 | — | — |

### 3. 基于DTI+X的多模态AD分类研究

某一种神经影像技术都只能捕捉到有限的信息，所以仅利用单模态影像来表征大脑势必会有局限性，而多模态影像融合在一定程度上能够起到互补的作用。

（1）DTI和sMRI融合

DTI和sMRI影像融合的研究主要是将DTI影像中的白质特征与sMRI影像中的灰质特征进行结合。相较于DTI单模态的研究，融合sMRI影像的分类研究会更多采用CNN模型，准确率见表5-11所示。

**表5-11　基于DTI+sMRI多模态影像的AD分类研究**

| 文献 | 实验被试 | 分类器 | 分类结果 | | | | |
|------|----------|--------|----------|----------|----------|----------|----------|
| | | | 群组 | 特征/特征选择方法 | ACC(%) | SEN(%) | SPE(%) |
| [90] | 12 NC<br>17 MCI<br>17 AD | LR | MCI/NC | 海马体积 | 58.00 | 65.00 | 50.00 |
| | | | | 扣带回MD+海马体积 | 70.00 | 71.00 | 69.00 |
| | | | AD/NC | 海马体积 | 92.00 | 77.00 | 88.00 |
| | | | | 扣带回MD+海马体积 | 94.00 | 94.00 | 94.00 |
| [91] | 18 NC<br>17 MCI<br>17 AD | LR | MCI/NC | 海马体积 | 63.00 | 55.00 | 70.00 |
| | | | | 扣带回MD、FA+海马体积 | 74.00 | 69.00 | 78.00 |
| | | | AD/NC | 海马体积 | 78.00 | 75.00 | 81.00 |
| | | | | 扣带回MD、FA+海马体积 | 91.00 | 88.00 | 94.00 |
| [92]* | 16 NC<br>15 AD | SVM | AD/NC | t检验 | 72.11 | 90.60 | 53.60 |
| | | | | RFE | 99.60 | 99.95 | 99.25 |
| [93] | 15 NC<br>21 AD | SVM | AD/NC | 基于纤维束的FA | 88.90 | 90.50 | 86.70 |
| | | | | 基于体素的FA | 83.30 | 90.50 | 80.00 |
| | | | | 灰质体积 | 88.30 | 85.00 | 93.00 |
| | | | | 基于纤维束的FA+灰质体积 | 94.30 | 95.00 | 93.30 |
| [94]* | 23 NC<br>29 AD | SVM | AD/NC | 左侧海马的DTI指数 | 89.20 | 90.90 | 86.70 |
| | | | | 右侧海马体积+形状 | 89.20 | 86.40 | 93.30 |
| | | | | 右侧海马形状+DTI指数 | 94.60 | 95.50 | 93.30 |
| [95]* | 250 NC<br>228 MCI<br>53 AD | CNN | AD/NC | sMRI+DTI-MD<br>（联合特征向量） | 68.90 | – | – |
| | | | AD/MCI/NC | | 93.30 | 93.30 | 93.30 |
| | | | AD/MCI | | 86.70 | 80.00 | 93.30 |
| | | | MCI/NC | | 73.30 | 80.00 | 86.00 |

（续）

| 文献 | 实验被试 | 分类器 | 分类结果 | | | | |
|---|---|---|---|---|---|---|---|
| | | | 群组 | 特征/特征选择方法 | ACC(%) | SEN(%) | SPE(%) |
| [96] | 58 NC<br>108 MCI<br>48 AD | AlexNet | AD/NC | sMRI（左右海马） | 82.90 | 88.8 | 85.20 |
| | | | | sMRI+DTI-MD（联合向量） | 96.70 | 95.8 | 97.50 |
| | | | AD/MCI | sMRI（左右海马） | 76.00 | 63.80 | 96.20 |
| | | | | sMRI+DTI-MD（联合向量） | 80.00 | 93.30 | 88.30 |
| | | | MCI/NC | sMRI（左右海马） | 65.80 | 80.00 | 81.70 |
| | | | | sMRI+DTI-MD（联合向量） | 62.50 | 85.80 | 45.80 |
| [97]* | 672 NC<br>672 MCI<br>252 AD | 迁移学习 | AD/NC | sMRI=>DTI-MD | 92.11 | 94.53 | 90.02 |
| | | | | MNIST=>DTI-MD | 86.83 | 90.94 | 87.14 |
| | | | | MNIST=>sMRI=>DTI-MD | 92.30 | 93.95 | 90.65 |
| | | | AD/MCI | sMRI=>DTI-MD | 74.41 | 80.13 | 76.02 |
| | | | | MNIST=>DTI-MD | 71.45 | 78.66 | 73.16 |
| | | | | MNIST=>sMRI=>DTI-MD | 79.16 | 82.72 | 78.36 |
| | | | MCI/NC | sMRI=>DTI-MD | 73.91 | 76.02 | 79.63 |
| | | | | MNIST=>DTI-MD | 69.85 | 70.46 | 75.73 |
| | | | | MNIST=>sMRI=>DTI-MD | 78.48 | 78.36 | 81.44 |
| [98] | 58 NC<br>121 MCI<br>46 AD | M3DCNN | AD/NC | sMRI 图+DTI-MD 图+临床信息 | 97.60 | 96.00 | 98.70 |
| | | | AD/MCI | sMRI 图+DTI-MD 图+临床信息 | 92.00 | 73.80 | 97.40 |
| | | | MCI/NC | sMRI 图+DTI-MD 图+临床信息 | 92.90 | 99.20 | 79.30 |
| [99] | 50 NC<br>50 MCI<br>50 AD | CNN+SVM | AD/NC | 灰质体积+FA+MD | 97.99 | 99.80 | 99.80 |
| | | | AD/MCI | 灰质体积+FA+MD | 99.58 | 99.60 | 99.60 |
| | | | NC/MCI | 灰质体积+FA+MD | 97.00 | 96.95 | 97.00 |

　　目前能检索到的最早一篇利用 DTI 影像进行 AD 分类的研究发表与 2006 年，其中就使用了 DTI 和 sMRI 的双重影像学特征[90]，并且该团队在次年进一步的研究中 FA 的加入能够改善分类的准确率[91]。2012 年，Mesrob 等人分别使用 t 检验和 RFE 进行特征选择，最后通过 SVM 分类，结果显示使用 RFE 的分类效果更好[92]。2014 年，Li 等人比较了基于纤维束的 FA、基于体素的 FA、灰质体积和基于纤维束的 FA+灰质体积四类特征对分类结果的影响，结果证实融合特征的确能够获得更好的分类结果[93]。2 年后 Tang 等人选择 4 个感兴趣区域：左右海马，

左右杏仁核，通过 LDA 和 SVM 对单独的体积、形状和 DTI 指数（平均 FA 和平均轨迹值）以及体积和 DTI 与形状相结合进行分类，得到的结果是右侧海马的形状加上 DTI 指数使用 SVM 分类的准确率最高[94]。自 2018 年起，基于 DTI+sMRI 的 AD 分类研究中分类器由传统机器学习算法转变为深度学习算法。Khvostikov 等人利用左右海马体的 sMRI 影像和 DTI-MD 图进行 AD 三群组分类（即 NC、MCI 和 AD）[95]。该研究考虑到海马体的分割尺寸不同以及不同深度的卷积层对结果的影响，因此首先将不同模态和不同尺寸的影像单独输入到 CNN，然后综合每个通道的输出形成一个联合特征向量完成分类。同年，该团队还在 AlexNet 的基础上融合海马体 sMRI 影像和 DTI-MD 图进行 AD 分类[96]。2020 年，Aderghal 等人引入迁移学习算法用于解决基于海马体的 AD 三群组分类问题[97]。该研究使用多种迁移学习算法，其中跨模态迁移学习是先使用 sMRI 影像进行训练，然后使用 DTI-MD 图进行补充得到最终的分类模型；一级跨领域迁移学习是先使用手写数字图片数据集（Mixed National Institute of Standards and Technology，MNIST）进行训练，再使用 sMRI 影像和 DTI-MD 图分别进行补充，但分类效果明显不佳；二级跨领域训练则是先使用 MNIST 数据集进行模型训练，再使用 sMRI 影像进行补充，最后利用 DTI-MD 图完善得到最后的模型，分类效果得到较高提升。此外，还可将人口统计学数据、MMSE 等临床信息与 sMRI 影像和 DTI-MD 图一并输入设计的多模态 3D 卷积神经网络（Multimode 3D Convolutional Neural Network，M3DCNN）中完成 AD 的三群组分类[98]。除了将 CNN 用于分类之外，Houria 等人还将 FA、MD 以及灰质体积三个度量输入到 2D-CNN 中实现进一步的特征提取，并将最后的 softmax 层替换成 SVM 完成最终的 AD 分类[99]。

（2）DTI 和 fMRI 融合

DTI 和 fMRI 影像融合的研究主要是将基于 DTI 影像提取出的结构脑网络参数和基于 fMRI 影像构建的功能脑网络参数进行结合，并利用 SVM 分类完成 NC 与 AD 的识别，准确率见表 5-12。

该类研究目前仅见于两篇硕士论文。2017 年白若兰在其硕士论文中通过对 DTI 和 fMRI 影像构成的脑网络分别提取出聚类系数，特征路径长度，局部效率，全局效率，节点度五个属性，然后比较了元素稀疏的单任务特征选择 Lasso、组稀疏的多任务特征选择 dirty model 和二者的结合 extended dirty model（本文所建议的方法）三种方法，最后通过多核 SVM 进行融合分类，同时比较了单模态输入的结果，证明多模态影像的融合的确可以提高分类的准确率[100]。一年之后王彦在其硕士论文中将大脑分为 52 个脑区，并以此通过 DTI 和 fMRI 影像分别构建结构和功能连接网络。然后使用图论中的节点度、节点效率、节点介数中心性三个参数输入到 SVM 分类器中来进行 NC 与 AD 的分类[101]。

表 5-12 基于 DTI+fMRI 多模态影像的 AD 分类研究

| 文献 | 实验被试 | 分类器 | 分类结果 | | |
|---|---|---|---|---|---|
| | | | 群组 | 特征/特征选择方法 | ACC（%） |
| [100] | 72 NC<br>48 EMCI<br>62 LMC<br>60 AD | SVM | AD/NC | Lasso | 96.34 |
| | | | | Dirty model | 97.70 |
| | | | | 二者结合 | 98.37 |
| | | | LMCI/NC | Lasso | 93.70 |
| | | | | Dirty model | 93.43 |
| | | | | 二者结合 | 95.52 |
| | | | EMCI/NC | Lasso | 72.33 |
| | | | | Dirty model | 81.33 |
| | | | | 二者结合 | 83.17 |
| [101] | 40 NC<br>35 AD | SVM | AD/NC | 功能连接网络属性 | 96.67 |
| | | | | 结构连接网络属性 | 98.09 |

**4. 分析**

在本节中，我们筛选了通过关键词"AD"+"分类"+"DTI"搜索到的所有共 30 篇文献和 3 篇硕士论文，其中 20 篇是基于 DTI 单模态，11 篇是基于 DTI+sMRI，2 篇是基于 DTI+fMRI。就分类器来说，共有 16 篇使用 SVM，1 篇使用 RF，2 篇使用 LR，1 篇使用了 GCNN，1 篇使用 AdaBoost，1 篇使用偏最小二乘回归分析，1 篇结合 VoxCNNs 和 RF，5 篇使用 CNN 及其变体且均为 DTI+sMRI 的融合研究。关于不同分类器性能比较的文献有 5 篇，均为传统机器学习算法，且结果表明 SVM 表现优异。此外，有 10 篇仅完成 AD 与 NC 的分类研究，剩下的 23 篇文献则增加 MCI 患者，用于识别 AD 的前驱阶段，其中有 7 篇还细分了 EMCI 和 LMCI，用于解决四分类问题。

在特征方面，有 4 篇研究提到了在 AD/NC 分类问题中 FA 代表了分类模型的最佳扩散特征，有 2 篇研究则表示使用 MD 等其他 DTI 影像学特征可以取得更好的结果，在三群组和四群组分类问题中有 5 篇研究还使用了纤维密度和图论等参数也得到不错的结果，还有 2 篇研究发现了 MMSE 评分等临床参数同样可以提高分类性能。值得注意的是，在早期的研究中发现 FA 能够作为灰质体积的补充来用于 AD/NC 分类，但是再加入 MD 并不能进一步提高准确率，这可能是因为 AD 患者白质完整性已被高度破坏，与 NC 的差异比较明显。而纳入 MCI 及其细分的群组时，所有研究都使用了多个特征用于分类。此外，在多模态的研究中有一项研究使用了灰质体积和 DTI 指数进行分类并比较两者的性能，其中灰质体积取得了更好的结果[102]。而且几乎所有的多模态研究都发现使用多模态影像学特征的分类性能优于单独使用 DTI，表明信息互补的确能够带来更好的分类结果。

除了 DTI 学特征之外，使用合适的特征选择方法在一定程度上也可以提高分类性能，最常用的特征选择方法是自动特征选择法，主要是基于数据自动进行特征选择，可消除冗余特征，如 t 检验、主成分分析法、RFE、ReliefF、Wilconxon 秩和检验和 K-best 等。有 3 篇文献对使用和不使用特征选择法的分类进行了比较，发现特征选择确实能够提高分类的准确率并节省分类时间。

剔除弱相关部分影像，侧重 AD 敏感脑区也能提高分类性能以及分类效率，其中脑区的筛选多是依靠先验医学知识定位出 AD 患者大脑中的受损区域，比如说海马体、海马旁回、扣带回和杏仁核。

综上，DTI 因其独特的白质视角，在 AD 的分类研究中能够起到一定的辅助作用。目前来说基于 DTI 的 AD 分类研究还存在一些亟待解决的问题。首先，被试数量较少，导致其结果的现实作用还有待考量。其次，DTI 与 CNN 的结合应用还有待深度挖掘。目前仅找到一篇相关文献，该研究设计了四个分类模型：3 个基于 FA 图、MD 图和回波平面成像的 VoxCNNs 以及 1 个基于 FA 和 MD 图的 RF 分类器，然后根据每个模型的输出投票得出最后的分类结果[103]。而且由于 DTI 影像能够形成结构脑网络，所以还能够使用 GCNN 进行分类，但是目前在这方面的研究还比较少，这也是未来能够进行研究的一个方面。再者，除了使用最多的 FA 和 MD 值，DTI 影像学参数也在不断增加，除了简单将所有特征组合在一起，是否存在其他组合方式能够将各个特征有机结合起来并带来更好的分类效果还需要进一步探索。同样的问题也出现在多模态影像融合中。最后，根据现有研究结果来看，AD/NC 的分类已经有较高且稳定的准确率，但 EMCI 和 LMCI 的分类仍是一个难点，而早期 AD 诊断更需要 MCI 群组特别是 EMCI 群组的高识别率，因此值得更多的研究关注度。

我国在过去的 30 年间，尽管 AD 及相关痴呆的死亡率下降了 0.39%，其致死率却由第 10 位上升到第 5 位[104]。因此，提高 AD 的防治工作迫在眉睫。本文回顾了近 6 年来仅使用 sMRI 影像对 AD 进行计算机辅助诊断的研究现状，研究表明 AD 的早期诊断完全可以实现，但应用在临床时仍需要解决算法的可解释性及可视化等问题。目前 CNN 在 AD 诊断方面的研究仍在不断探索，以期通过如注意力机制的算法结构优化和生物融合等手段达到更好的分类效果。

# 5.4 本章小结

本章首先介绍了目前主流的多种机器学习算法和深度学习算法，如 SVM、随机森林、CNN、Transform、迁移学习等。并结合阿尔茨海默病，对上述算法在多模态脑磁共振影像分类研究中的应用做了总结与分析。

# 参 考 文 献

［1］ ROTHBART M K, SHEESE B E, RUEDA M R, et al. Developing mechanisms of self-regulation in early life ［J］. Emotion Review, 2011, 3（2）: 207-213.

［2］ ROVEE-COLLIER C, HARTSHORN K, DIRUBBO M. Long-term maintenance of infant memory ［J］. The Journal of the International Society for Developmental Psychobiology, 1999, 35（2）: 91-102.

［3］ LISTER J P, BARNES C. Neurobiological changes in the hippocampus during normative aging ［J］. Archives of Neurology, 2009, 66（7）: 829-833.

［4］ MONTAGNE A, BARNES S R, SWEENEY M D, et al. Blood-brain barrier breakdown in the aging human hippocampus ［J］. Neuron, 2015, 85（2）: 296-302.

［5］ BERTERO M, DE MOL C, VIANO GA. The stability of inverse problems ［J］. Inverse scattering problems in optics, 1980: 161-214.

［6］ ZHANG W, TANIDA J, ITOHK, et al. Shift-invariant pattern recognition neural network and its optical architecture ［C］//Proceedings of annual conference of the Japan Society of Applied Physics. 1988: 2147-2151.

［7］ LECUN Y, BENGIO Y. Convolutional networks for images, speech, and time series ［J］. The handbook of brain theory and neural networks, 1995, 3361（10）: 1995.

［8］ HE K, ZHANG X, REN S, et al. Identity mappings in deep residual networks ［C］//Computer Vision-ECCV 2016: 14th European Conference, Amsterdam, The Netherlands, October 11-14, 2016, Proceedings, Part IV 14. Springer International Publishing, 2016: 630-645.

［9］ NIEPERT M, AHMED M, KUTZKOV K. Learning convolutional neural networks for graphs ［C］//International conference on machine learning. PMLR, 2016: 2014-2023.

［10］ BERCHTOLD N C, COTMAN C W. Evolution in the Conceptualization of Dementia and Alzheimer's Disease: Greco-Roman Period to the 1960s ［J］. Neurobiology of Aging, 1998, 19（3）: 173-189.

［11］ SMALL D H, CAPPAI R. Alois Alzheimer and Alzheimer's disease: a centennial perspective ［J］. Journal of neurochemistry, 2006, 99（3）: 708-710.

［12］ MENG H, PENG Y, WANG W, et al. Spatio-Temporal-Frequency Graph Attention Convolutional Network for Aircraft Recognition Based on Heterogeneous Radar Network ［J］. IEEE Transactions on Aerospace and Electronic Systems, 2022, 58（6）: 5548-5559.

［13］ JIA L, DU Y, CHU L et al. Prevalence, risk factors, and management of dementia and mild cognitive impairment in adults aged 60 years or older in China: a cross-sectional study ［J］. The Lancet Public Health, 2020, 5（12）: e661-e671.

［14］ IA J, WEI C, CHEN S et al. The cost of Alzheimer's disease in China and re-estimation of costs worldwide ［J］. Alzheimer's & Dementia, 2018, 14（4）: 483-491.

[15] ROBERTS R, KNOPMAN D S. Classification and epidemiology of MCI [J]. Clinics in geriatric medicine, 2013, 29 (4): 753-772.

[16] XUE J, LI J, LIANG J, et al. The prevalence of mild cognitive impairment in China: a systematic review [J]. Aging and disease, 2018, 9 (4): 706.

[17] REIMAN E M, JAGUST W J. Brain imaging in the study of Alzheimer's disease [J]. Neuroimage, 2012, 61 (2): 505-516.

[18] WANG Q, LI Y, ZHENGC, et al. A Densely Connected CNN Model for Alzheimer's Disease Classification Based on Hippocampus MRI Data [C]//InAMIA Annual Symposium Proceedings. 2020: 1277.

[19] KATABATHULA S, WANG Q, XU R. Predict Alzheimer's disease using hippocampus MRI data: a lightweight 3D deep convolutional network model with visual and global shape representations [J]. Alzheimer's Research and Therapy, 2021, 13 (1): 1-9.

[20] PAN DAN, ZOU CHAO, RONG HUABIN, ZENG AN. Early diagnosis of Alzheimer's disease based on three-dimensional convolutional neural networks ensemble model combined with genetic algorithm [J]. Journal of biomedical engineering, 2021, 38 (1): 47-55.

[21] ZHANG Y, TENG Q, LIU Y, et al. Diagnosis of Alzheimer's disease based on regional attention with sMRI gray matter slices [J]. Journal of neuroscience methods, 2022, 365: 109376.

[22] DHARWADA S, TEMBHURNE J, DIWAN T. Multi-channel Deep Model for Classification of Alzheimer's Disease Using Transfer Learning [C]//Distributed Computing and Intelligent Technology: 18th International Conference, ICDCIT 2022, Bhubaneswar, India, January 19-23, 2022, Proceedings. Cham: Springer International Publishing, 2022: 245-259.

[23] SALEHI A W, BAGLAT P, SHARMA BB, et al. A CNN model: earlier diagnosis and classification of Alzheimer disease using MRI [C]//2020 International Conference on Smart Electronics and Communication (ICOSEC). IEEE, 2020: 156-161.

[24] FU'ADAH Y N, WIJAYANTO I, PRATIWI N K C, et al. Automated classification of Alzheimer's disease based on MRI image processing using convolutional neural network (CNN) with AlexNet architecture [C]//Journal of Physics: Conference Series. IOP Publishing, 2021, 1844 (1): 012020.

[25] NAWAZ A, ANWAR S M, LIAQAT R, et al. Deep Convolutional Neural Network based Classification of Alzheimer's Disease using MRI Data [C]//2020 IEEE 23rd International Multitopic Conference (INMIC). IEEE, 2020: 1-6.

[26] HUANG H, ZHENG S, YANG Z et al. Voxel-based morphometry and a deep learning model for the diagnosis of early Alzheimer's disease based on cerebral gray matter changes [J]. Cerebral Cortex, 2022: 1-10.

[27] RUIZ J, MAHMUD M, MODASSHIR M, et al. 3D DenseNet ensemble in 4-way classification of Alzheimer's disease [C]//Brain Informatics: 13th International Conference, BI 2020, Padua, Italy, September 19, 2020, Proceedings 13. Springer International Publishing, 2020: 85-96.

［28］ HAZARIKA Ʀ A, KANDAR D, MAJI A K. An experimental analysis of different deep learning based models for Alzheimer's disease classification using brain magnetic resonance images ［J］. Journal of King Saud University-Computer and Information Sciences, 2022, 34 （10）: 8576-8598.

［29］ ACHARYA H, MEHTA R, KUMAR SINGH D. Alzheimer Disease Classification Using Transfer Learning ［J］. Proceedings-5th International Conference on Computing Methodologies and Communication, ICCMC 2021, 2021: 1503-1508.

［30］ ZHANG F, PAN B, SHAO P et al. An explainable two-dimensional single model deep learning approach for Alzheimer's disease diagnosis and brain atrophy localization ［J］. 2021: 1-26.

［31］ TUFAIL A Bin, MA Y K, ZHANG Q N. Binary Classification of Alzheimer's Disease Using sMRI Imaging Modality and Deep Learning ［J］. Journal of Digital Imaging, 2020, 33 （5）: 1073-1090.

［32］ XIA Z, YUE G, XU Yet al. A Novel End-to-End Hybrid Network for Alzheimer's Disease Detection Using 3D CNN and 3D CLSTM ［J］. Proceedings-International Symposium on Biomedical Imaging, 2020 （6）: 416-419.

［33］ ZHAO Y, MA B, JIANG P et al. Prediction of Alzheimer's Disease Progression with Multi-Information Generative Adversarial Network ［J］. IEEE Journal of Biomedical and Health Informatics, 2021, 25 （3）: 711-719.

［34］ HAN K, HE M, YANG F et al. Multi-task multi-level feature adversarial network for joint Alzheimer's disease diagnosis and atrophy localization using sMRI ［J］. Physics in Medicine & Biology, 2022, 67 （8）: 085002.

［35］ ZHANG J, ZHENG B, GAO A et al. A 3D densely connected convolution neural network with connection-wise attention mechanism for Alzheimer's disease classification ［J］. Magnetic Resonance Imaging, 2021, 78: 119-126.

［36］ SUN H, WANG A, WANG W et al. An Improved Deep Residual Network Prediction Model for the Early Diagnosis of Alzheimer's Disease ［J］. Sensors 2021, 21 （12）: 4182.

［37］ PEI Z, WAN Z, ZHANG Y et al. Multi-scale attention-based pseudo-3D convolution neural network for Alzheimer's disease diagnosis using structural MRI ［J］. Pattern Recognition, 2022, 131: 108825.

［38］ ZHANG P, LIN S, QIAO J, et al. Diagnosis of Alzheimer's Disease with Ensemble Learning Classifier and 3D Convolutional Neural Network ［J］. Sensors, 2021, 21 （22）: 7634.

［39］ LIU F, WANG H, CHEN Y, et al. Convolutional neural network based on feature enhancement and attention mechanism for Alzheimer's disease prediction using MRI images ［C］//Thirteenth International Conference on Graphics and Image Processing （ICGIP 2021）. SPIE, 2022, 12083: 281-295.

［40］ LIU Z, LU H, PAN X et al. Diagnosis of Alzheimer's disease via an attention-based multi-scale convolutional neural network ［J］. Knowledge-Based Systems, 2022, 238: 107942.

［41］ LIU M, ZHANG J, NIE D et al. Anatomical Landmark Based Deep Feature Representation for

MR Images in Brain Disease Diagnosis〔J〕. IEEE Journal of Biomedical and Health Informatics, 2017, c: 2168-2194.

〔42〕 LIU M, ZHANG J, ADELIA E et al. Landmark-based deep multi-instance learning for brain disease diagnosis〔J〕. Med Image Anal., 2018, 43（3）: 157-168.

〔43〕 ASHTARI-MAJLAN M, SEIFI A, DEHSHIBI M M. A multi-stream convolutional neural network for classification of progressive MCI in Alzheimer's disease using structural MRI images〔J〕. IEEE Journal of Biomedical and Health Informatics, 2022: 1-10.

〔44〕 ZHANG Z, GAO L, JIN G et al. THAN: Task-driven hierarchical attention network for the diagnosis of mild cognitive impairment and Alzheimer's disease〔J〕. Quantitative Imaging in Medicine and Surgery, 2021, 11（7）: 3338-3354.

〔45〕 ZHU W, SUN L, HUANG J et al. Dual Attention Multi-Instance Deep Learning for Alzheimer's Disease Diagnosis with Structural MRI〔J〕. IEEE Transactions on Medical Imaging, 2021, 40（9）: 2354-2366.

〔46〕 LIU M, LI F, YAN H, et al. A multi-model deep convolutional neural network for automatic hippocampus segmentation and classification in Alzheimer's disease〔J〕. Neuroimage, 2020, 208: 116459.

〔47〕 AHMED S, CHOI K Y, LEE J J et al. Ensembles of patch-based classifiers for diagnosis of Alzheimer diseases〔J〕. IEEE Access, 2019, 7: 73373-73383.

〔48〕 AHMED S, KIM B C, LEE K H et al. Ensemble of ROI-based convolutional neural network classifiers for staging the Alzheimer disease spectrum from magnetic resonance imaging〔J〕. PLoS ONE, 2020, 15（12）: 1-23.

〔49〕 LI F, LIU M. A hybridconvolutional and recurrent neural network for hippocampus analysis in Alzheimer's disease〔J〕. Journal of Neuroscience Methods, 2019, 323: 108-118.

〔50〕 GUO M H, XU T X, LIU J J, et al. Attention mechanisms in computer vision: A survey〔J〕. Computational Visual Media, 2022, 8（3）: 331-368.

〔51〕 LIU Z, HU H, LIN Y, et al. Swin transformer v2: Scaling up capacity and resolution〔C〕// Proceedings of the IEEE/CVF conference on computer vision and pattern recognition. 2022: 12009-12019.

〔52〕 LI C, CUI Y, LUO N, Et al. Trans-ResNet: Integrating transformers and CNNs for Alzheimer's disease classification〔C〕//2022 IEEE 19th International Symposium on Biomedical Imaging（ISBI）. IEEE, 2022: 1-5.

〔53〕 DENG J, DONG W, SOCHER R et al. ImageNet: A large-scale hierarchical image database〔J〕. 2010: 248-255.

〔54〕 LYU Y, YU X, ZHU D, et al. Classification of Alzheimer's disease via vision transformer: classification of Alzheimer's disease via vision transformer〔C〕//Proceedings of the 15th International Conference on PErvasive Technologies Related to Assistive Environments. 2022: 463-468.

〔55〕 SHAMSHAD F, KHAN S, ZAMIR S W, et al. Transformers in medical imaging: A survey

［J］. Medical Image Analysis, 2023: 102802.

［56］ KUSHOL R, MASOUMZADEH A, HUO D et al. AddFormer: Alzheimer's disease detection from structural MRI using fusion transformer ［C］. 19th International Symposium on Biomedical Imaging, 2022.

［57］ JANG J, HWANG D. M3T: three-dimensional medical image classifier using multi-plane and multi-slice Transformer ［C］. CVPR 2022: 20718-20729.

［58］ FENG J, ZHANG S, CHEN L. Extracting ROI-based contourlet subband energy feature from the sMRI image for Alzheimer's disease classification ［J］. IEEE/ACM Transactions on Computational Biology and Bioinformatics, 2021, 5963 (c): 1-13.

［59］ REDDY G N, NAGIREDDY K. A robust machine learning approach for multiclass Alzheimer's disease detection using 3D brain magnetic resonance images ［J］. Journal of Engineering Research, 2022, 10 (2A): 82-94.

［60］ SHANKAR V G, SISODIA D S, CHANDRAKAR P. A novel discriminant feature selection-based mutual information extraction from MR brain images for Alzheimer's stages detection and prediction ［J］. International Journal of Imaging Systems and Technology, 2022, 32 (4): 1172-1191.

［61］ ARUCHAMY S, MOUNYA V, VERMA A. Alzheimer's disease classification in brain MRI using modified kNN algorithm ［C］//2020 IEEE International Symposium on Sustainable Energy, Signal Processing and Cyber Security (iSSSC). IEEE, 2020: 1-6.

［62］ ZHANG Q, YANG X, SUN Z. Classification of Alzheimer's disease progression based on sMRI using gray matter volume and lateralization index ［J］. Plos One, 2022, 17 (3): e0262722.

［63］ KHAN R U, TANVEER M, PACHORI R B. A novel method for the classification of Alzheimer's disease from normal controls using magnetic resonance imaging ［J］. Expert Systems, 2021, 38 (1): 1-22.

［64］ FENG J, ZHANG S W, CHEN L et al. Alzheimer's disease classification using features extracted from nonsubsampled contourlet subband-based individual networks ［J］. Neurocomputing, 2021, 421: 260-272.

［65］ SUH C H, SHIM W H, KIM S J et al. Development and validation of a deep learning-based automatic brain segmentation and classification algorithm for Alzheimer disease using 3D T1-weighted volumetric images ［J］. American Journal of Neuroradiology, 2020, 41 (12): 2227-2234.

［66］ SHARMA R, GOEL T, TANVEER M et al. FDN-ADNet: Fuzzy LS-TWSVM based deep learning network for prognosis of the Alzheimer's disease using the sagittal plane of MRI scans ［J］. Applied Soft Computing, 2022, 115: 108099.

［67］ COLLIE A, MARUFF P. The neuropsychology of preclinical Alzheimer's disease and mild cognitive impairment ［J］. Neuroscience & Biobehavioral Reviews, 2000, 24 (3): 365-374.

［68］ LE BIHAN D, MANGIN JF, POUPON C, et al. Diffusion tensor imaging: Concepts and applications ［J］. Journal of Magnetic Resonance Imaging, 2001, 13 (4): 534-546.

［69］ PIERPAOLI C, JEZZARD P, BASSERPJ et al. Diffusion tensor MR imaging of the human brain [J]. Radiology, 1996, 201 (3): 637-648.

[70] ALEXANDER AL, LEE JE, LAZAR M, et al. Diffusion tensor imaging of the brain [J]. Diffusion Tensor Imaging, 2007, 4 (3): 14.

[71] GRANA M, TERMENON M, SAVIO A, et al. Computer Aided Diagnosis system for Alzheimer Disease using brain Diffusion Tensor Imaging features selected by Pearson's correlation [J]. Neuroscience Letters, 2011, 502 (3): 225-229.

[72] DEMIRHAN A, NIR T M, ZAVALIANGOS-PETROPULU A, et al. Feature selection improves the accuracy of classifying Alzheimer disease using diffusion tensor images [C]//2015 IEEE 12th International Symposium on Biomedical Imaging (ISBI). IEEE, 2015: 126-130.

[73] MAGGIPINTO T, BELLOTTI R, AMOROSO N, et al. DTI measurements for Alzheimer's classification [J]. Physics in Medicine and Biology, 2017, 62 (6): 2361-2375.

[74] LELLA E, PAZIENZA A, LOFù D, et al. An ensemble learning approach based on diffusion tensor imaging measures for Alzheimer's disease classification [J]. Electronics, 2021, 10 (3): 249.

[75] HALLER S, NGUYEN D, RODRIGUEZ C, et al. Individual prediction of cognitive decline in mild cognitive impairment using support vector machine-based analysis of diffusion tensor imaging data [J]. Journal of Alzheimer's Disease, 2010, 22 (1): 315-327.

[76] PATIL R B, PIYUSH R, RAMAKRISHNAN S. Identification of brain white matter regions for diagnosis of Alzheimer using diffusion tensor imaging [C]//2013 35th Annual International Conference of the IEEE Engineering in Medicine and Biology Society (EMBC). IEEE, 2013: 6535-6538.

[77] CHEN Y, SHA M, ZHAO X, et al. Automated detection of pathologic white matter alterations in Alzheimer's disease using combined diffusivity and kurtosis method [J]. Psychiatry Research: Neuroimaging, 2017, 264: 35-45.

[78] ELDEEB G W, ZAYED N, YASSINE I A. Alzheimer's disease classification using bag-of-words based on visual pattern of diffusion anisotropy for DTI imaging [C]//2018 40th Annual International Conference of the IEEE Engineering in Medicine and Biology Society (EMBC). IEEE, 2018: 57-60.

[79] ZHANG Y, LIU SQ. Individual identification using multi-metric of DTI in Alzheimer's disease and mild cognitive impairment [J]. Chinese Phys B, 2018, 27 (8): 088702.

[80] DOU X, YAO H, FENG F, et al. Characterizing white matter connectivity in Alzheimer's disease and mild cognitive impairment: An automated fiber quantification analysis with two independent datasets [J]. Cortex, 2020, 129: 390-405.

[81] DALBONI DA ROCHA JL, BRAMATI I, COUTINHO G, et al. Fractional anisotropy changes in parahippocampal cingulum due to Alzheimer's disease [J]. Scientific Reports, 2020, 10 (1): 2660.

[82] SHAO J, MYERS N, YANG Q, et al. Prediction of Alzheimer's disease using individual structural connectivity networks [J]. Neurobiology of Aging, 2012, 33 (12): 2756-2765.

［83］ NIR TM, VILLALON-REINA JE, PRASAD G, et al. Diffusion weighted imaging-based maximum density path analysis and classification of Alzheimer's disease ［J］. Neurobiology of Aging, 2015, 36: S132-S140.

［84］ PRASAD G, JOSHI SH, NIR TM, et al. Brain connectivity and novel network measures for Alzheimer's disease classification ［J］. Neurobiology of Aging, 2015, 36: S121-S131.

［85］ EBADI A, DALBONI DA ROCHA J L, Nagaraju D B, et al. Ensemble classification of Alzheimer's disease and mild cognitive impairment based on complex graph measures from diffusion tensor images ［J］. Frontiers in neuroscience, 2017, 11: 56.

［86］ YE C, MORI S, CHAN P, et al. Connectome-wide network analysis of white matter connectivity in Alzheimer's disease ［J］. NeuroImage: Clinical, 2019, 22: 101690.

［87］ SONG T A, CHOWDHURY S R, YANG F, et al. Graph convolutional neural networks for Alzheimer's disease classification ［C］//2019 IEEE 16th International Symposium on Biomedical Imaging (ISBI 2019) . IEEE, 2019: 414-417.

［88］ SCHOUTEN T M, KOINI M, DE VOS F, et al. Individual classification of Alzheimer's disease with diffusion magnetic resonance imaging ［J］. Neuroimage, 2017, 152: 476-481.

［89］ DALBONI DA ROCHA J L, COUTINHO G, BRAMATI I, et al. Multilevel diffusion tensor imaging classification technique for characterizing neurobehavioral disorders ［J］. Brain imaging and behavior, 2020, 14 (3): 641-652.

［90］ ZHANG Y, SCHUFF N, JAHNG G H, et al. Regional degradation of white matter ultrastructure in mild cognitive impairment and Alzheimer's disease by diffusion tensor imaging ［C］//Proc Int Soc Magn Reson Med, 2006, 14: 721.

［91］ ZHANG Y, SCHUFF N, JAHNG G H, et al. Diffusion tensor imaging of cingulum fibers in mild cognitive impairment and Alzheimer disease ［J］. Neurology, 2007, 68 (1): 13-19.

［92］ MESROB L, SARAZIN M, HAHN-BARMA V, et al. DTI and structural MRI classification in Alzheimer's disease ［J］. Advances in Molecular Imaging, 2012, 02 (2): 12-20.

［93］ LI M, QIN Y, GAOF, et al. Discriminative analysis of multivariate features from structural MRI and diffusion tensor images ［J］. Magnetic resonance imaging, 2014, 32 (8): 1043-1051.

［94］ TANG X, QIN Y, WU J, et al. Shape and diffusion tensor imaging based integrative analysis of the hippocampus and the amygdala in Alzheimer's disease ［J］. Magnetic resonance imaging, 2016, 34 (8): 1087-1099.

［95］ KHVOSTIKOV A, BENOIS-PINEAU J, KRYLOV A, et al. Classification methods on different brain imaging modalities for Alzheimer disease studies ［J］. GraphiCon 2017, 2017: 237-242.

［96］ ADERGHAL K, KHVOSTIKOV A, KRYLOVA, et al. Classification of Alzheimer disease on imaging modalities with deep CNNs using cross-modal transfer learning ［C］//2018 IEEE 31st international symposium on computer-based medical systems (CBMS) . IEEE, 2018: 345-350.

［97］ ADERGHAL K, AFDEL K, BENOIS-PINEAU J, et al. Improving Alzheimer's stage categorization with Convolutional Neural Network using transfer learning and different magnetic resonance imaging modalities ［J］. Heliyon, 2020, 6 (12): e05652.

［98］王聪. 基于3D卷积神经网络与集成学习的阿尔茨海默症图像诊断研究［D］. 成都：四川大学，2021.

［99］HOURIA L, BELKHAMSA N, CHERFA A, et al. Multi-modality MRI for Alzheimer's disease detection using deep learning［J］. Physical and Engineering Sciences in Medicine，2022：1-11.

［100］白若兰. 基于脑网络的多模态融合方法在阿尔茨海默病及早期诊断中的应用研究［D］. 北京：北京理工大学，2017.

［101］王彦. 基于多模态磁共振成像的阿尔茨海默病患者脑网络研究［D］. 哈尔滨：哈尔滨工业大学，2019.

［102］DYRBA M, EWERS M, WEGRZYN M, et al. Robust automated detection of microstructural white matter degeneration in Alzheimer's disease using machine learning classification of multi-center DTI data［J］. PloS ONE，2013，8（5）：e64925.

［103］DE A, Chowdhury A S. DTI based Alzheimer's disease classification with rank modulated fusion of CNNs and random forest［J］. Expert Systems with Applications，2021，169：114338.

［104］ZHU W, WEN W, HE Y, et al. Changing topological patterns in normal aging using large-scale structural networks［J］. Neurobiol Aging，2012，33（5）：899-913.

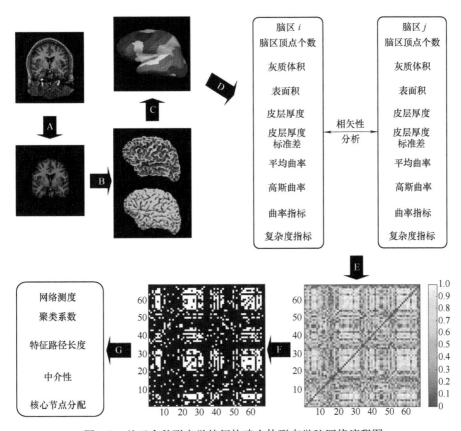

图 4-5　基于多种形态学特征构建个体形态学脑网络流程图

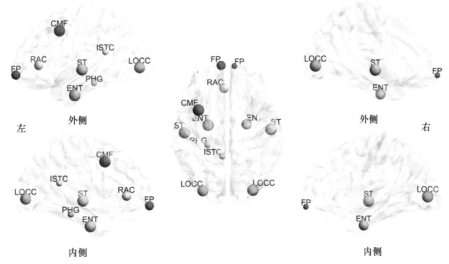

图 4-7　基于稀疏度选择群组核心节点

（红色代表额叶脑区，绿色代表颞叶脑区，蓝色代表枕叶脑区，黄色代表扣带回）

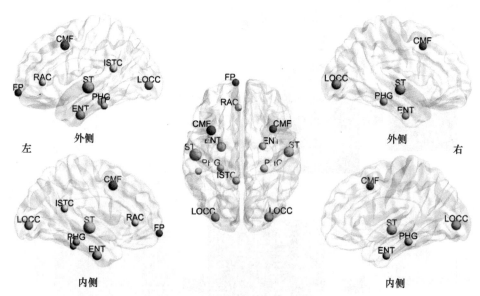

图 4-8　基于被试选择群组核心节点

（红色代表额叶脑区，绿色代表颞叶脑区，蓝色代表枕叶脑区，黄色代表扣带回）

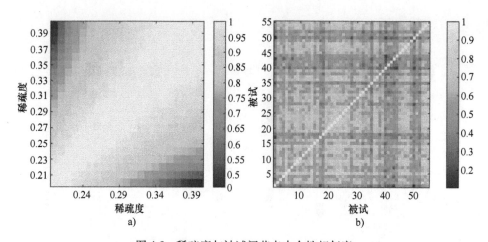

图 4-9　稀疏度与被试间节点中介性相似度

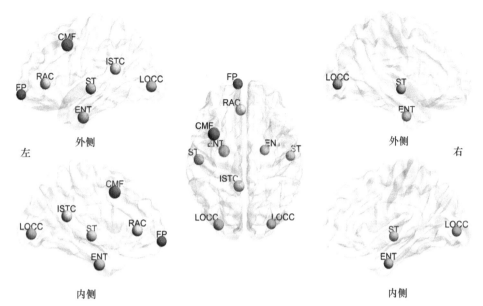

图 4-10　基于稀疏度平均和被试平均的综合核心节点

(红色代表额叶脑区，绿色代表颞叶脑区，蓝色代表枕叶脑区，黄色代表扣带回)

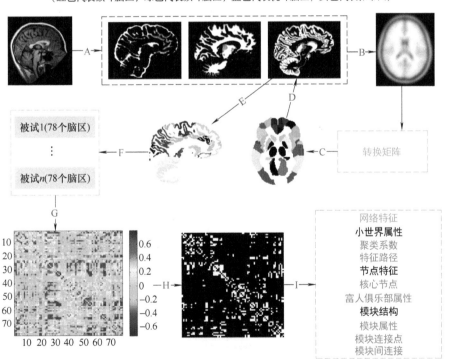

图 4-12　被试原始空间灰质体积提取和形态学脑网络构建流程图

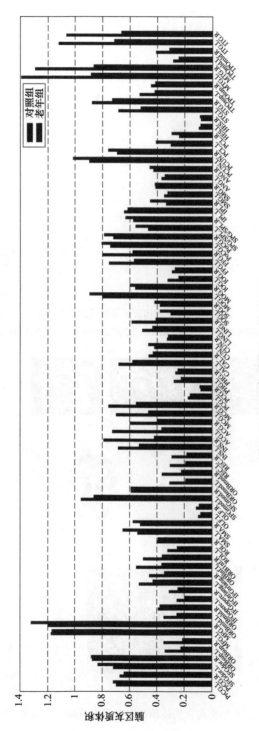

图 4-13　脑区灰质体积组间对比图

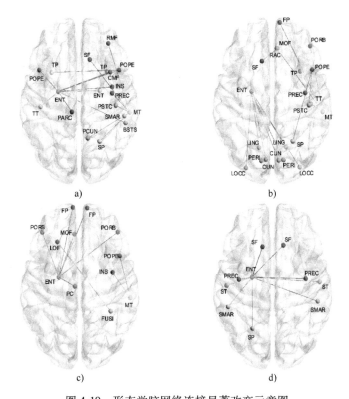

图 4-19　形态学脑网络连接显著改变示意图

a）正相关减弱　b）负相关减弱　c）正相关增强　d）负相关增强

（红色代表额叶脑区，绿色代表颞叶脑区，蓝色代表枕叶脑区，黄色代表顶叶脑区，

灰色代表扣带回，紫色代表脑岛）

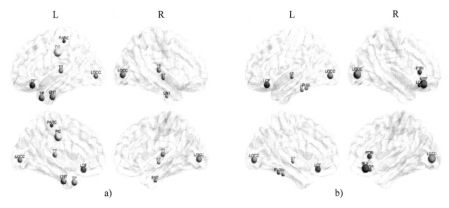

图 4-22　对照组和 AD 组核心节点空间分布示意图

a）对照组　b）患者组

（球体体积代表该脑区重要性；红色代表额叶脑区，绿色代表颞叶脑区，蓝色代表枕叶脑区，

黄色代表顶叶脑区，灰色代表扣带回，紫色代表脑岛）

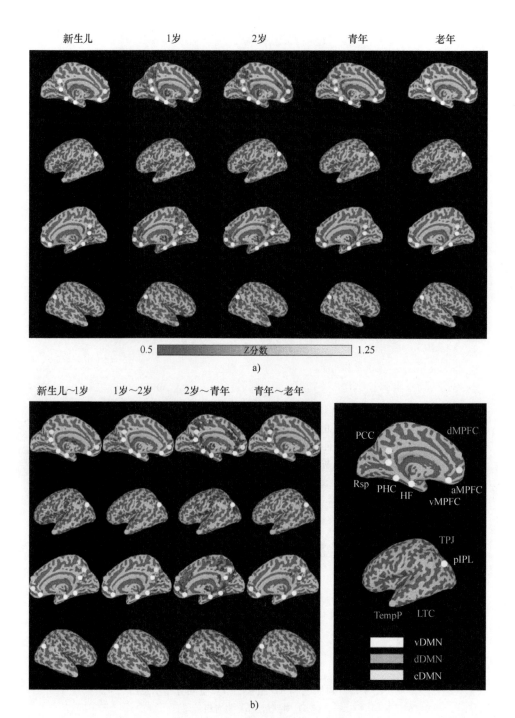

图 4-24　左右侧海马功能连接发育与老化对比图

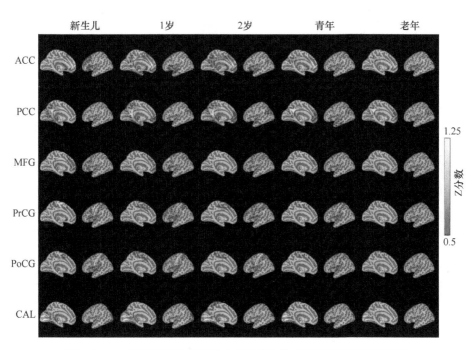

图 4-26　与 HDMS 对比的其他功能系统中的功能连接图的发展变化

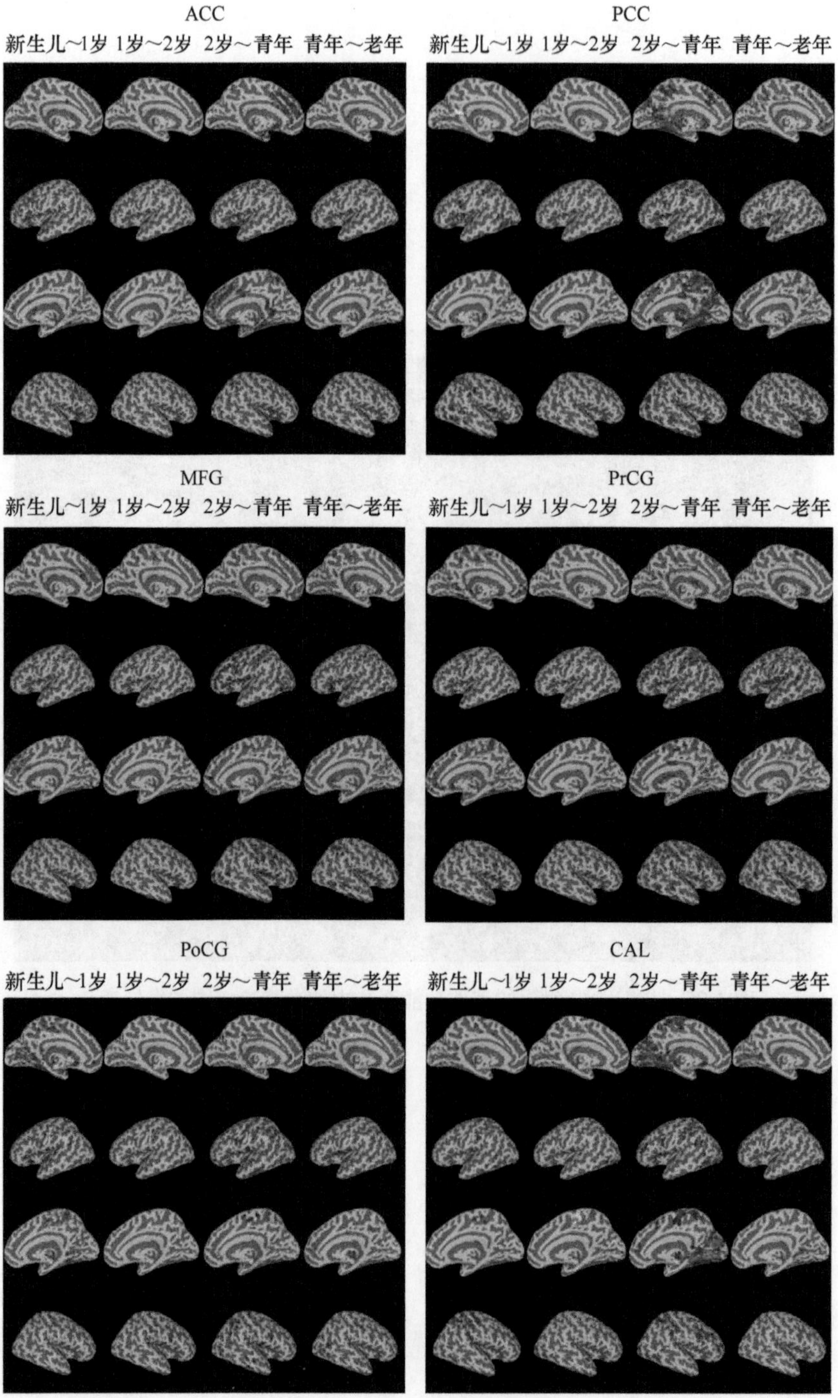

图 4-27　与 HDMS 对照 ROI 组间差异图

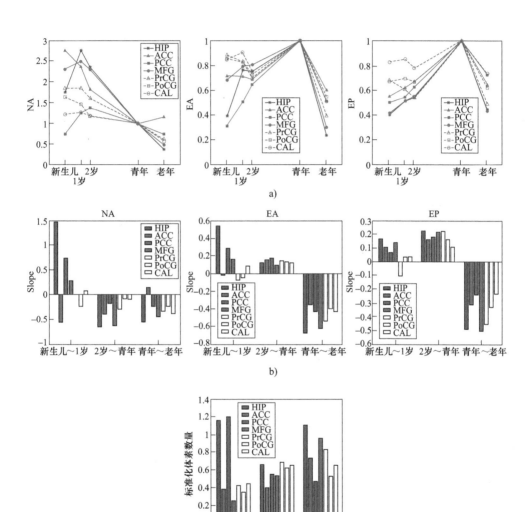

图 4-28　全部 ROI 的连接变化量模式的比较